针刀

辨因论治

杨　戈　编著

中国中医药出版社
·北　京·

图书在版编目（CIP）数据

针刀辨因论治/杨戈编著 . —北京：中国中医药出版社，2016. 10
(2024.9重印)

ISBN 978 -7 -5132 -3645 -4

Ⅰ. ①针…　Ⅱ. ①杨…　Ⅲ. ①针刀疗法　Ⅳ. ①R245. 31

中国版本图书馆 CIP 数据核字（2016）第 225510 号

中国中医药出版社出版

北京经济技术开发区科创十三街31号院二区8号楼
邮政编码　100176
传真　010 64405721
北京盛通印刷股份有限公司印刷
各地新华书店经销

开本 787 ×1092　1/32　印张 5. 5　彩插 0. 5　字数 97 千字
2016 年 10 月第 1 版　2024 年 9 月第 2 次印刷
书　号　ISBN 978 -7 -5132 -3645 -4

定价　29. 80 元
网址　www. cptcm. com

服务热线　010 64405510
购书热线　010 64065415　010 64065413
微信服务号　zgzyycbs
书店网址　csln. net/qksd/
官方微博　http://e. weibo. com/cptcm
淘宝天猫网址　http://zgzyycbs. tmall. com

“给我一个支点，我就能撬动地球。”

——阿基米德

谨以此书献给恩师——朱汉章教授

我将以我毕生的心血倾注到针刀医学之中去

内容简介

本书由理论篇、论治篇、领悟篇三部分组成。理论篇阐述针刀医学理论及作者观点——辨因论治；论治篇选取47例临床常见疾病进行辨因论治，并对针刀治疗时应该如何与中药配合进行了论述；领悟篇为作者对朱汉章教授《针刀医学原理》的体会及对未来针刀发展的期望。

作者介绍

杨戈，副主任中医师，现任北京汉章针刀医学研究院河南学术部主任；中华中医药学会针刀专业委员会委员；河南省针刀医学会副秘书长；世界中医药学会联合会针刀专业委员会常务理事，中国中医药研究促进会针刀专业委员会副秘书长；郑州管城金华中医诊所主任；郑州市管城区政协委员。近年来发表了《针刀在内科学中的应用》《针刀治疗软组织损伤》《针刀治疗糖尿病》《利用针刀医学原理治疗头痛》《利用针刀医学原理治疗痛风》《颈椎病以及颈椎相关病临床诊疗新思路》《人体网状结构与网眼》等十多篇论文。

1991 年毕业于湖北中医学院（现湖北中医药大学）中医系；自学《小针刀疗法》并应用于临床；2004 年师从针刀医学创始人朱汉章教授；2009 年在郑州市管城区卫生局举办的中医适宜技术推广中担任讲师，为管城辖区的各乡镇卫生院培训基层医生，传授中医适宜技术；2009 年至今连续在北京国际针刀学术交流大会上进行演讲；2011 年在郑州市卫生局开展的郑州名医名方评选活动中获郑州市名医称号。

创办的郑州管城金华中医诊所受到中华中医药学会针刀专业委员会和世界中医药学会联合会针刀专业委员会领导的多次莅临观摩和指导，被北京汉章针刀研究院设为郑州市针刀医学临床培训中心；管城区中医特色专科门诊先后为省内外基层培养针刀医生一百多名，并多次接受来自美国、俄罗斯同行的来访和学习。后者回国后大多在临床获得良好疗效，受到当地群众的欢迎。

从事临床 20 余年，治疗中外患者上万人；学术上刻苦钻研，继承朱汉章教授所发明的针刀医学，努力开拓创新，古为今用，博采众长，融会贯通，与时俱进，对临床常见的颈椎病、腰椎间盘突出症、膝骨性关节炎、风湿性关节炎、类风湿性关节炎等治疗效果明显；临床上采用内病外治、外病内治等方法，为患者解决病痛，赢得了国内外患者的好评。

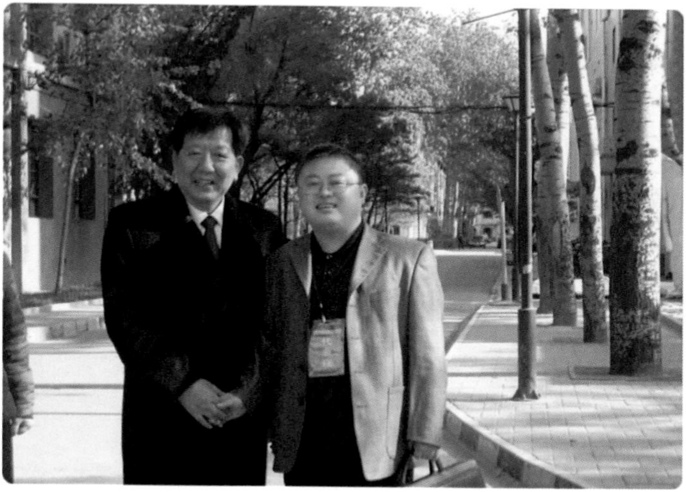

2004 年世界中医药学会联合会针刀专业委员会成立时
与恩师朱汉章（左）合影

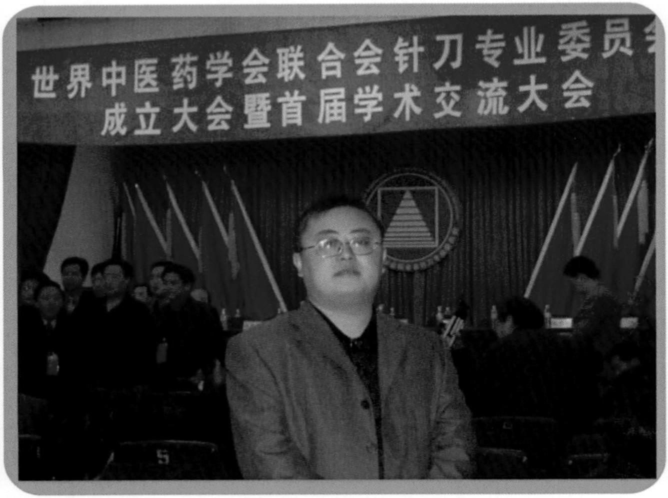

2004 年世界中医药学会联合会针刀专业委员会成立留影

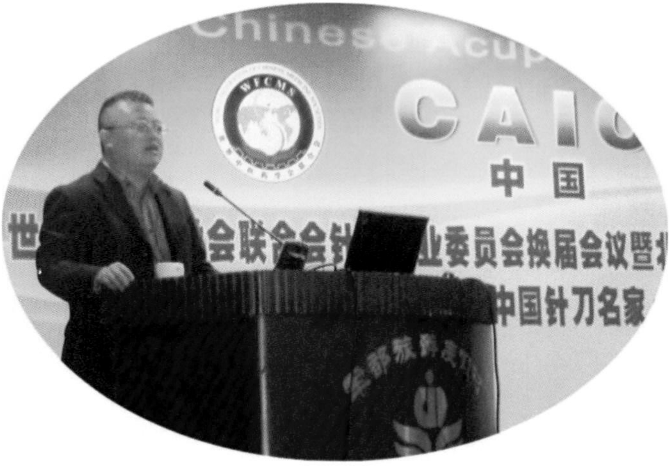

在国际针刀医学学术交流大会上演讲

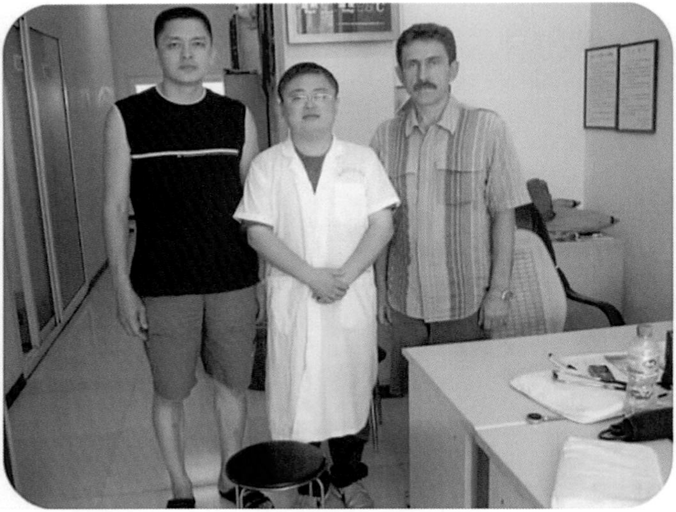

俄罗斯同行慕名来诊所学习交流

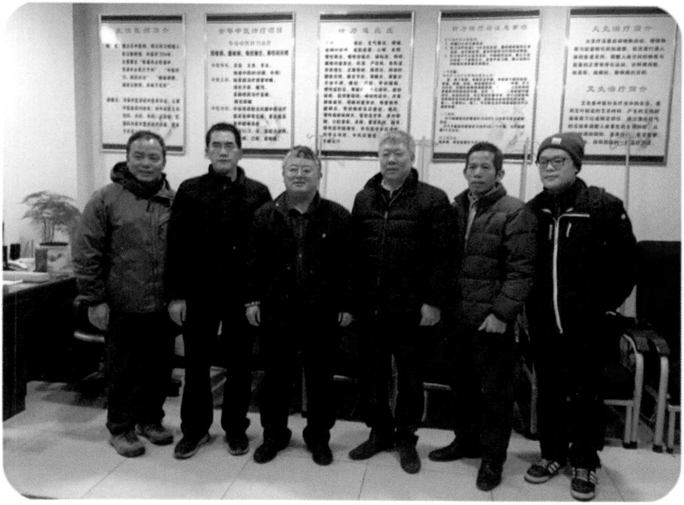

香港学术部来诊所参观

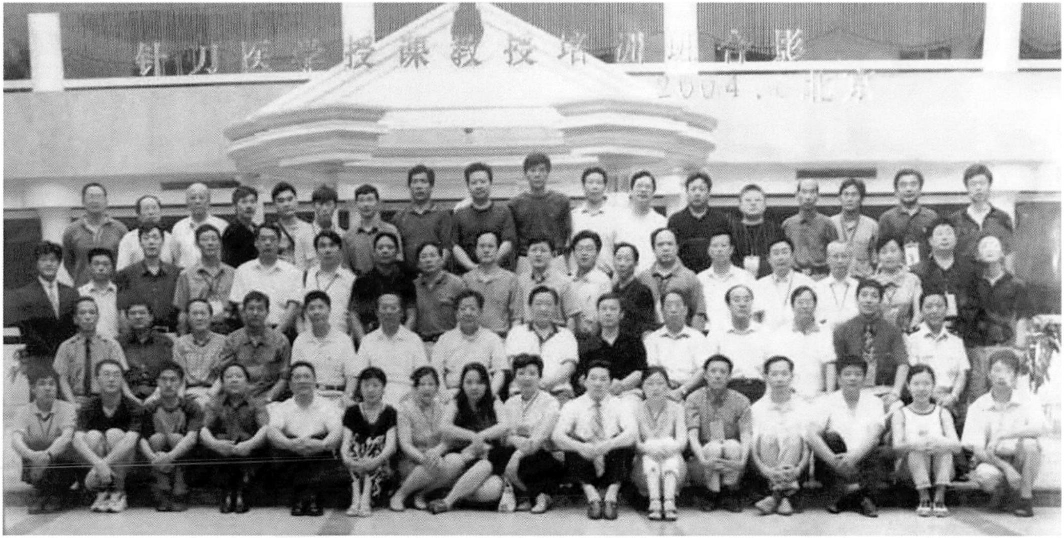

2004年10月针刀医学授课教授培训班合影

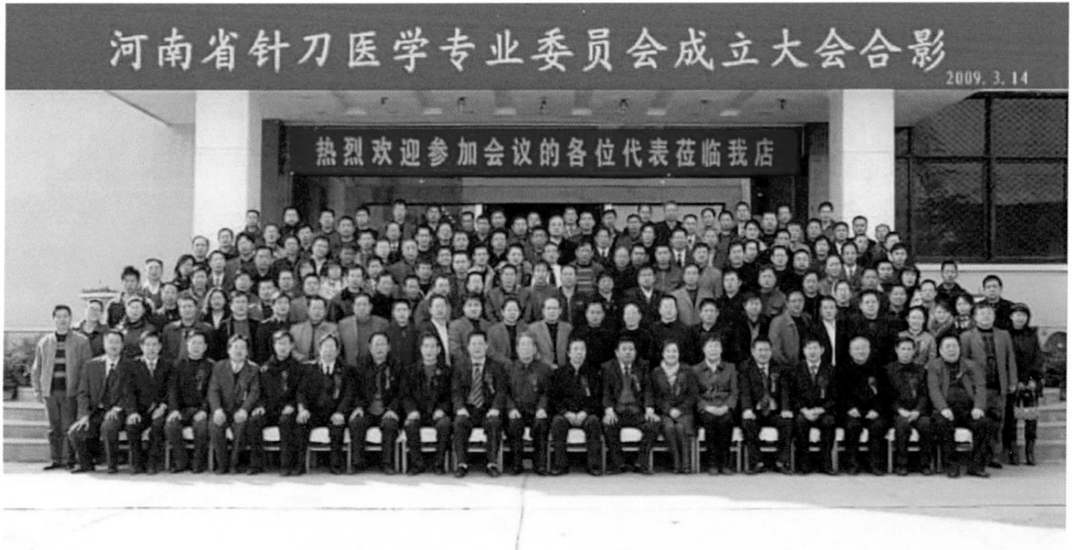
河南省针刀医学专业委员会成立大会合影
2009. 3. 14
热烈欢迎参加会议的各位代表莅临我店

2009年河南省针刀医学专业委员会成立大会合影

自 序

2004年9月是一个令人难忘的金秋，针刀医学高级培训班——针刀医学授课教授培训班开班了。这次开班有着重要的意义：首先，针刀医学风起云涌，在全国开展得轰轰烈烈，针刀医学作为一门课程进入大学已成定局，急需大批专家、教授。其次，这是朱汉章教授一生中唯一一次亲自授课的高级专家培训班，因为在短短的两年后，即2006年10月，朱汉章教授在山西长治讲学时，不幸因心脏病医治无效驾鹤西去。现在我们这批参加过他亲自授课的学员们都十分怀念那段经历。虽然现在大家天各一方，但都有一个共同的心愿，就是将朱老师未竟的事业进行到底。

众所周知，《针刀医学原理》一书凝聚了朱汉章教授毕生的精力。可惜的是，很多没有经过正规培训的医生，并未真正理解其中的玄机。我参加了针刀高级培训班，亲耳聆听了朱汉章教授的教诲。在20余载的临床生涯中，针刀治疗取得了令人意想不到的效果。可以说，朱汉章教授是我生命中的贵人，也是我在针刀医学道路上的引路人，故谨以此书证明我们后辈一直在努力传承着他的事业，愿他安息！

中医、西医的争论曾甚嚣尘上，一个重要原因就是发展中都遇到了一些问题。中医的问题是所谓的“不科学”；西医的问题是很多疾病用手术并不能解决根本问题，而且复发率、致残率高。于是人们试图重新认识疾病发生的机理，以期堵住疾病发生的源头。

朱汉章教授自幼聪颖，从一个乡村医生逐渐走上医学殿堂，他发明的小针刀疗法，奠定了针刀医学的基础，并从源头找到了发病规律，从而在疾病的未、已、变全过程进行干预。朱汉章教授以一把小小的针刀，阐明了疾病发生的原因和一些现代仪器仍不能发现的病变、病理，如同拨云见日。

早在2004年，国家就制订了有关颈椎病、类风湿、肩周炎的针刀医学诊断、治疗和疗效判定标准，并在当年10月底举行了国际针刀医学会成立大会，为针刀医学走向世界打下了基础。随后针刀医学被引入大学课堂，很多年轻人加入这个队伍，针刀医学迎来了快速发展的春天。

我从走出中医药大学校门后，就踏上了针刀治疗之路，从实践到理论，又从理论到实践，一直工作在临床第一线，积累了大量的针刀治疗经验。本书从实践出发，力图将自己对《针刀医学原理》的理解分享给大家，并用鲜活的案例予以验证，以期为针刀医学的发展奉献自己的绵薄之力。

回顾20多年的针刀临床路程，我感慨万千。《针刀医学原理》启发医理，探究生命的本源，跳出病理架构的维稳状态，将《黄帝内经》以外的医理阐述出来，说它是现在的《外经》可也，说它是现代版的《内经》也不为过。20多年的针刀临床使我体悟到，《针刀医学原理》其实直指《黄帝内经》，不再把辨证论治作为治病的唯一准则，而是将治病上升到“治未病”，也就是本书所阐述的基本观点——辨因论治。编写此书的目的是想从更多的角度解析《针刀医学原理》，观点尚不成熟，只是抛砖引玉，希望能对从事针刀医学或即将从事针刀医学的同道们有所启发。

由于水平有限，不妥之处还望读者不吝赐教，以便进一步修正。

杨 戈

2016年4月

目　录

论治篇 / 29

理 论 篇

第一章 针刀医学理论

一、概述

中医学源远流长。这一古老的人体生命科学从没有像现在一样生机勃勃，焕发青春，但是其自身也存在这样那样的问题，需要有志者去找寻更深刻的答案；西医学在手术方面已经发展到微创、显微镜下手术，甚至可以置换脏器等，可是仍有很多疾病无法治愈。在中医学和西医学都遇到瓶颈的时候，针刀医学应运而生。

40 多年前，朱汉章教授发明了小针刀疗法，从沭阳到南京，再到全国甚至海外，相继在北京昌平建立了以针刀疗法为主的医院——长城医院，在北京中医药大学成立了针刀医学中心，世界中医药联合会和中华中医药学会、中国针灸学会亦成立了针刀专业委员会，北京、南京、湖北等地的中医药大学陆续招收针刀方向的研究生和本科生。2003 年，朱汉章教授主持的科研课题“针刀疗法的临床研究”通过国家中医药管理局组织的科研成果鉴定。国内 27 所知名大学 29 名著名专家参加了此次鉴定会。该鉴定会将“针刀疗法”界定为一门新学科——针刀医学。

针刀医学来源于民间，植根于中医，紧密结合现代最先进的医学科学认识，与时俱进，强调人体的电生理系统、整体观念、自我修复和调整功能，使人体达到平衡状态。朱汉章教授生前在授课的时候常说：“针刀弥补了保守治疗和手术治疗中间这一大块的领域，这些都是针刀适应证。”

针刀医学是将中西医的基本理论融为一体再创造而产生的一种新的医学理论体系。中医学偏于抽象思维，往往靠的是经验；西医学偏于形象思维，也就是数理思维，所以临床会有各种各样的检查，医生从中找出问题后进行诊断和治疗。但临床经常遇到患者有症状，检查结果正常；或检查结果有问题，患者却没有相应表现；或者患者的症状与检查结果不相符等情况，导致很多患者被误诊误治。对此，医生和患者都深感困惑。针刀医学将抽象思维与形象思维融合在一起，找到了二者之间的联系，在诊治患者的过程中重实践、重疗效，找到了一条治病的捷径。同时，治病时更注重患者的整体和自我感觉。

二、治疗思路

中医治病讲求整体观念、辨证论治。从辨证到病因，从外到内，再从内到外，宗旨是以平为期。针刀医学运用中医辨证论治的理念，再加上西医治病的思想，上升到了对人类健康认识的新阶段，也就是从生到死的医疗全覆盖。

小针刀关键在一个“小”字。多么小，只是直径1mm的刀。手术切什么？大部分是看不见的病灶，正好符合《内经》所说的“治未病”的思想，“治未病”不是不治病，而是把病扼杀在摇篮里。“治未病”的核心思想还是治病的“因”，辨因论治可以说是朱汉章教授《针刀医学原理》的精髓。

如果对人的病进行深度挖掘，其根本原因就是“扭曲”“不平衡”，包括身体的、心理的，在这个过程中，失代偿就会出现“病”。《内经》说：“邪之所凑，其气必虚。”病不是凭空而来的，而是随时准备着生病，这才是未病。怎样“治未病”呢？针刀将身体潜藏的力不平衡，通过快刀斩乱麻的方式进行适度切割，使人体重新达到新的平衡，这才是“治未病”的根本。可以这样说，人体是一条河，针刀医生对这条河进行全过程的呵护和治理，保持着它的长治久安。

例如高血压，针刀医学认为，高血压只是一个症状，其内在的疾病才是真正的元凶，如血管内部垃圾过多、血管壁硬化、微循环障碍；更深一步的原因则是颈椎病，使上通下达出现了问题，因为大脑是调节人体各个脏器功能的指挥部，颈椎椎动脉狭窄，导致大脑缺血，严重时则发生中风。所以有高血压，说明人不健康，高血压证明人体已经步入疾病的边缘，很难说一个血压高的人比血压不高的人更有生命力。即使服药将血压降到正常范围也不行，因为内部微循环障碍、局部缺血、新陈代谢出现问题才是其背后潜藏的元凶，是对人体更大的损害。

引起血压高的原因很多，如坐的时间长，压力过大，从而导致一部分组织劳损。什么是劳损？就是粘连、挛缩、堵塞、瘢痕，硬化、钙化、骨化。静止过多不好，但体力劳动过度也不行。高血压就像疼痛一样，是一个先兆，是内部组织器官老化的外在反映。高血压早期降压是治标，一定要找到脏器内部缺血的部位或是血管内部垃圾形成的原因，对因治疗，即治本。针刀医学充分考虑到了疾病的根源，治病求本，所以其治疗是以针刀为主、药物为辅，配合手法与器械辅助等。

针刀医学博采众长，吸纳当今医学的宝贵知识而运用其中。朱汉章教授说过：我不发明针刀医学，还会有李汉章、王汉章，因为人类走到21世纪，信息发展如此之快，产生一门新的医学来带动人类走上健康之路是必然的。

三、四大原理

（一）闭合性手术

1. 闭合性手术理论

相对于现代手术而言，闭合性手术是个新名词，它的产生是对现代医学的一次革命。

“闭合性手术”相对于西医的“开放式手术”而言，表面看是盲视手术，但它的发明对医学界有着深远和广泛的影响。它不留痕迹——符合人体对美的追求；对有无影像者，都可以精准治疗，可以干预疾病前后——疾病的全过程，使之无处遁形；基本无痛——避免疾病治疗带来的恐惧感；不像西医手术，一做再做就有伤残的危险，而是可以像“锯树”一样，今天不行，明天再来，反复多次，直到病除。“闭合性手术”随着时代的发展，还将被赋予越来越多新的内容。《内经》说：“渴而穿井……不亦晚乎。”针刀医学就是预见到渴而先打井，等渴的时候，井也打好了。

针刀闭合性手术，可以贯穿人的整个生命过程中，未病阶段、已病阶段、病后恢复或未恢复阶段，其中最核心的思想就是“破体以致用”。闭合性手术理论，是对现代医学一个填补空白的重大举措，标志着中西方大融合时代的开始，是中华民族对世界医学的一大贡献。

2. 闭合性手术与解剖学的关系

闭合性手术作为一个手术，自然与解剖学密不可分。如果不了解针刀下的解剖层次，如神经、血管等，要达到好的疗效，那简直是痴人说梦。所以，作为针刀医生，不仅要掌握大体解剖，还要认真学习微观精细解剖、立体动态解剖、体表定位等知识。

（1）微观精细解剖：需要知道任何一个小的附着点的韧带、肌肉的具体位置和具体功能，以及在这个点上哪个位置的应力最大。如颈椎横突有前结节、后结节，在针刀松解的时候作用是不一样的；再如肩胛提肌止于肩胛骨内上缘，那么内上缘上、中、下、内、外，哪个点才是针刀要松解的位置呢？这也需要医生具有丰富的精细解剖知识，毕竟针刀的刀刃直径只有1mm！

（2）立体动态解剖：人体皮肤下有浅、中、深各层次，几个层次相互影响。在身体的不同部位，其深浅又不同，浅者破皮即到，例如指关节；深的10cm恐怕也不能到位，例如髋关节等。所以三维人体解剖的出现，为针刀闭合性手术提供了更加安全的入路，可以让医生找到更加适合的进针位置。另外，一些病变部位要在动态的位置上才能找到针刀治疗点等。

（3）体表定位：每一个体表骨突下面都是较为固定的组织、肌肉、韧带、脏腑、器官，可以从这些标志入手，顺利到达针刀所要切割的部位。

3. 闭合性手术进针刀原则

针刀的四步进针原则包括定点、定位、加压分离、刺入。定点不只是痛点的选择，有安全入路，还有其他很多种定点方法；定位，即针刀要到达的位置；加压分离是在加压的过程中将血管和神经分拨到两边，防止刺到神经和血管；刺入，即将针刀刺入人体内，注意针刀刀口线的方向和针刀柄的方向要一致，一般为纵切，即顺从人体的纵轴方向进入人体。

针刀进入人体内部进行手术，要避开神经、血管就要有一些方法，这就是针刀的安全入路。如从第 2 颈椎到第 7 颈椎，后面呈叠瓦状排列，进针刀的时候，要将针刀向人体头部倾斜 45°角斜向下刺，这样深刺的时候会碰到棘突骨面，较为安全。如果垂直进针，容易误入椎管，后果不堪设想。针刀医学在临床上设计了很多重要位置的安全进针入路，既能将针刀刺到位置，又不至于伤害正常的神经和血管。

4. 闭合性手术的特点

闭合性手术理论是针刀医学第一大基本理论，带动中医向现代化迈出了一大步。在西医手术大行其道的今天，闭合性手术理论的提出和临床应用，无疑是时代的进步、人类文明的进步。该手术具有以下特点：第一，可操作性强。第二，可以随时随地治疗。第三，见效快。第四，可以重复多次。第五，治疗后不留痕迹。第六，随着时代的发展，闭合性手术要治疗的不仅仅是外科、骨科疾病，还将进入内科、妇科、五官科、儿科等多个领域。

例如，针刀医学认为咽炎是由于咽缩肌的挛缩，导致咽部异物感，针刀从颈前上部两边松解颌下三角，异物感马上就会消失。见图 1－1。

我们不期望闭合性手术代替开放式手术，但是重新认识疾病，用针刀重新建立平衡或者打破原有平衡，

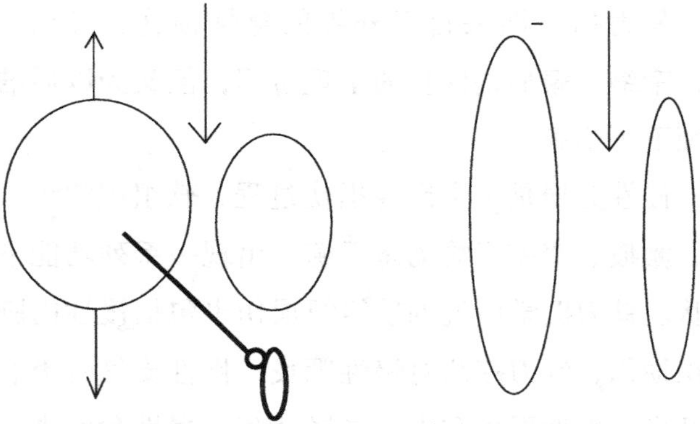

针刀刺入咽缩肌后，咽峡部变大，异物物感消失。

图 1-1　针刀刺入咽缩肌

在患者重新修复相对平衡的时候，使疾病或症状消除，这无疑给现代医学增添了巨大的活力，意义深远。

（二）慢性软组织损伤新的病因病理

软组织包括除骨以外的所有组织、系统，软组织损伤外在的病理是渗出、粘连、挛缩、堵塞、瘢痕，内部的病理变化是上述病理导致内脏系统功能紊乱，甚至衰竭、死亡。因此，粘连、挛缩、瘢痕、堵塞（体液、血液）是慢性软组织损伤的四大病理因素。

慢性软组织损伤有以下几种形式。

1. 外力损伤

外力损伤包括暴力损伤和慢性劳损。

暴力损伤即来自于外界的急性损伤，渗出、粘连、挛缩、瘢痕是修复的生理过程，但又为以后的疾病埋下了隐患。

慢性劳损是一个慢性损伤过程，软组织渗出、粘连、瘢痕、挛缩影响动态平衡，出现一系列功能下降症状。针刀医学所说的软组织损伤也包括慢性内脏软组织损伤，针刀疗法对慢性咽炎、慢性支气管炎、慢性肝炎、慢性胃炎和十二指肠溃疡、慢性盆腔炎、慢性结肠炎等有确切疗效。

2. 情绪性损伤

人有喜、怒、忧、思、悲、恐、惊七情，情绪过激或过极容易导致疾病。若久思伤脾，脾主运化功能障碍，导致茶不思，饭不想，身体消瘦或营养不良。

3. 侵害性损伤

如术后、骨折后、外伤后所遗留的损伤。

4. 环境性损伤

如生存条件恶劣，可导致内脏损伤。

5. 饮食所伤

长期饮食不节，亦可导致内脏损伤。

6. 体重所伤

如超重可导致膝关节病变等。

7. 五劳七伤

《内经》有“五劳”和“七伤”：久视伤血，久卧伤气，久坐伤肉，久立伤骨，久行伤筋，是谓五劳所伤；大饱伤脾，大怒气逆伤肝，强力举重久坐湿地伤肾，形寒饮冷伤肺，形劳意损伤神，风雨寒暑伤形，恐惧不节伤志，则为七伤。

（三）骨质增生病因

骨质增生，早期被认为是疼痛的原因，随着医学的发展，人们逐渐意识到，骨质增生不是病，而是人体代偿的一种现象，所以去除掉骨质增生并无益处。

骨质增生是韧带从硬化－钙化－骨化不断进展的过程，是附着在骨面的韧带骨化的结果。所以骨质增生不是病，是人体在工作、学习中代偿过度劳损所形成的保护措施，只有临床出现症状时，才需要治疗。治疗方法不是除去骨刺，而是改变过大的拉力（或压力，或张力），使应力减小，则疼痛消失。

早期的临床报告都写骨质增生、骨刺，后来的影像学检查结果改为退行性病变。什么是退行性病变呢？就是老化，但怎么解释很多年轻人的骨质增生呢？针刀医学从病因学的角度来认识骨质增生。在人体内部有三大力的作用，拉力、压力、张力，随之有相应的应力，人体内部力平衡失调则导致增生。例如经常看到的足跟骨刺，是跖筋膜、跖长韧带劳损，使大筋变短，小筋变粗，拉力大，拉应力亦大，从而导致足跟韧带附着处增生。有时虽有骨刺，但可能在代偿期因人的代偿能力强而不出现症状；有时虽然没有骨刺，但是因为代偿能力差或在代偿期突然出现诱因，过度牵拉使筋膜撕裂、渗出性损伤而出现疼痛。

长期局部高压，可以导致动脉硬化，这是张应力增生（图1－2）；临床上拉应力的增生很常见，如项韧带的钙化（图1－3）；膝关节内部的骨质增生等，属于压应力增生（图1－4）。

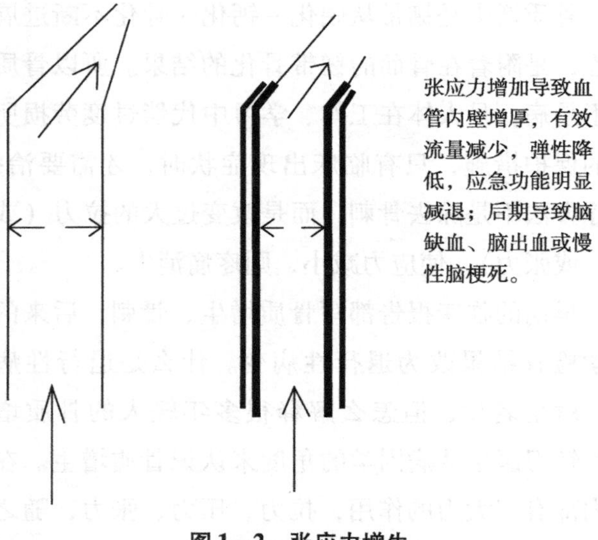
张应力增加导致血管内壁增厚，有效流量减少，弹性降低，应急功能明显减退；后期导致脑缺血、脑出血或慢性脑梗死。

图1－2 张应力增生

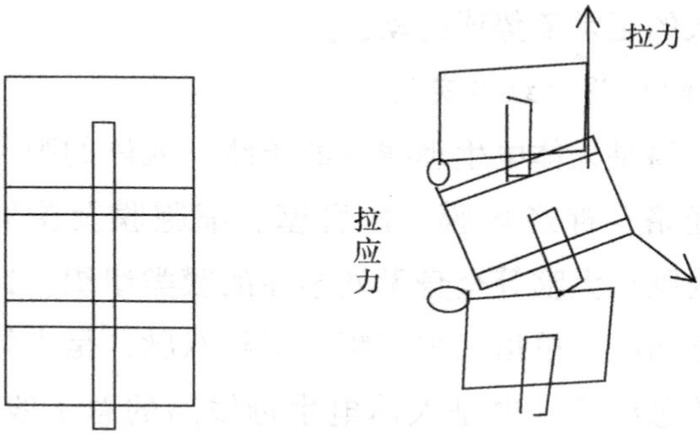

骨质增生形成的原因——拉力与拉应力

图 1-3 拉应力增生

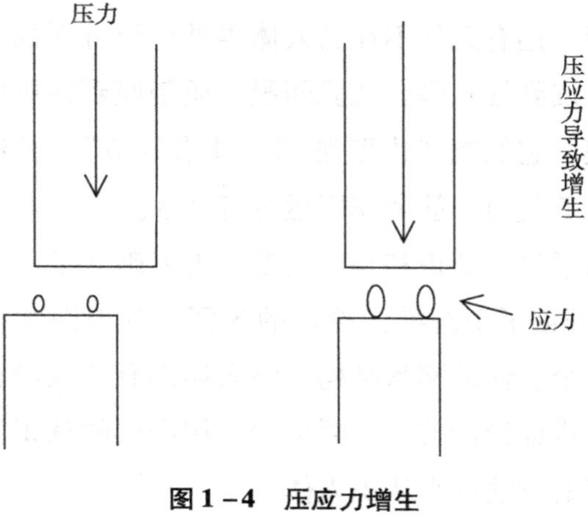

图 1-4 压应力增生

老年人骨质增生如果是均匀、对称、无症状的，则是由力的转移所引起，这时软组织钙化是为了帮助骨骼承受人体变形出现的来自各方的力量或重量，以保持人的正常姿势或行动。

（四）关于经络实质

经络是人体电生理线路的干线。人体的膜类组织就是经络，神经鞘膜、血管壁、细胞膜及胸腔、腹腔、内脏、大脑等全身无处不在的膜类组织。针刀医学讲十四经，单指三阳三阴、奇经八脉，是人体水液代谢的总渠道，也是人体电生理线路的总干线，电、气、能量的输送体，在人体中起决定性的作用。

针刀医学认为，经络包括有形的神经、血管、筋、膜，还有无处不在的人体内外广泛分布的膜类组织，从皮到细胞膜，从肌间膜、肌腱膜到内脏的系膜和包膜，它们能“内联脏腑，外络肢节”。神经和血管运行着气血，筋和膜则运行着气水。

为了便于认识和解决问题，古人确立了“六经辨证”，开创了中医辨证论治的先河。针刀医学把人体看成一个立体的网状结构，将人体固有的六经打破重建，将辨证论治转为辨因论治，用中医的认识论和内外兼修的方法论来认识人体。

针刀医学把经络分成六经和奇经八脉，共 14 条电生理线路，它们的病理就是软组织损伤的粘连、挛缩、堵塞、瘢痕。这些经络的主道都在浅筋膜或深筋膜的浅层，针刀治疗起来非常便利和安全。如果把

《伤寒论》的六经辨证融入针刀医学，在不久的将来，中医可能会出现新的内、外科，内科审证求因、辨证论治，外科则辨因论治、重建六经。

电生理的病理表现主要有电流减弱、电流增强、断路、短路等几种。

1. 电流减弱

全身电流减弱会表现为无力，抵抗力、免疫力下降；局部电流减弱，会导致肾阳虚、脾阳虚及局部水肿、局部发麻、肩周炎、股骨头缺血等。

2. 电流增强

电流增强可表现为甲亢、面部痤疮、急性扁桃腺炎，肾结石、胆结石发作等。凡是亢进性表现多为电流增强；凡是抑制性表现多为电流减弱。

3. 断路

断路临床有两种表现：一种是头断；一种是中断。头即大脑，“头断”就是脑中风；“中断”是除大脑以外的各个路径的断路，如脊柱源性的偏瘫或横截面以下的瘫痪。

4. 短路

电生理线路出现正电负电异常接触，产生放电现象，称为“短路”。如面部痤疮，高温导致细胞破坏，变性的蛋白质异常，堆积在局部。导致电生理线路异常的病因有外伤、外感、压迫、中毒、环境、食物、七情、五劳七伤等。

四、六大组成

（一）针刀医学的病理生理学

针刀医学对人体有与其他科学不同的认识。

1. 人体具有强大的自我修复能力

针刀医学认为，人体是一个有机的整体，整体的和谐，对局部的修复有至关重要的作用。局部属于整体，在整体的带动下，局部的修复功能非常强大，包括两个方面：一个是疾病在治疗前的自我修复，另外一个是在治疗后的修复和功能的恢复。前者往往是被动的，后者往往是主动的。针刀医学认为，治病允许一些偏差，如对于力平衡的调整，如果调整过度，非但不能取得好的临床疗效，反而导致患者旧伤未复，又添新伤。

针刀破坏了旧的“体”，人体利用修复能力，建立一个相对“好”的“体”：旧体－针刀破坏－修复－功能恢复（或恢复正常功能）。也就是通常说的破和立的关系，打破重建，先破后立。

2. 人体具有强大的自我平衡能力

西医输液是临床治疗的重要方法，人的身体受到极端伤害的时候，可以先输葡萄糖或生理盐水，保持生命通道的顺畅，然后补电解质，挽救生命。

1932年，Girdleston曾经说过：“我们现代方法所具有的机械作用，其本身就包含有危险，这种危险就是手术者（包括患者）忘记了愈合可以促进而不能强求这一点。骨就如同植物，其根扎在软组织内，当它的血管连接遭到破坏时，它所需要的通常不是工匠的高超技术，而是园丁的耐心呵护和理解（术者和患者）”。

人体的平衡都是相对平衡，没有绝对的平衡。人就像在平衡木上舞蹈，努力维持着相对平衡，在这个过程中，有损伤，有修复，有自我修复，也有自我破坏。既有平衡能力，也有自我不平衡的能力。当人体失去平衡的时候，就开始代偿，出现骨质增生、疼痛；当人体建立的平衡不顺应人体平衡的时候，建立的平衡被破坏，最后形成顺应人体的相对平衡（个中苦楚，只有自己知道）。如骨质增生，在代偿期增生以达到人体相对的平衡，就是破坏了局部，成全人体的相对恒定；但在失代偿期就成了疾病的罪魁祸首。

中医学认为，言不治者，未得其术也。针刀医学即为“其术”。

（二）针刀医学的影像学

针刀医学的影像学与常规影像学相比，更注重精细解剖，例如要拍更多方位的X线片，因此针刀医生要掌握精细解剖学。第1颈椎和第2颈椎的连接及枕骨和寰椎的关系等可以通过X线清楚看到，很多临床疑难杂症与这些地方的动态平衡和力平衡失常有关，如高血压、心脏病、视力异常、面神经麻痹、三叉神经病变等，此处均会发现代偿增生的情况。再如寰枕筋膜挛缩型颈椎病，针刀临床除了拍正侧位片以外，还要拍低头侧位片和仰头侧位片，观察寰枕筋膜在低头和仰头的时候有没有变化以确诊。

临床上有的患者影像学检查问题不大，症状却重；有些患者影像学检查问题非常严重，症状却轻，治疗起来反而比影像表现轻的更容易一些；有些患者则影像学检查异常，自身却没有一点症状。此时就需要具体问题具体分析，不能完全依靠影像学检查。

影像学还有一点对针刀医学帮助很大，如骨肿瘤、骨结核之类严重的疾病，通过影像学检查出来后，就不再是针刀的适应证，而是禁忌证了。

（三）针刀医学的手法学

针刀医学以闭合性手术为切入点，形成了一整套的临床治疗体系，即针刀为主，手法为辅，配合药物，器械辅助。

手法通常是在针刀治疗之后，由于手术时已经将高应力点卸力，再配合手法有事半功倍的效果。例如第3腰椎横突综合征，是由于第3腰椎横突与骶棘肌粘连，经针刀松解后，嘱患者靠墙弯腰，若不能弯腰，由术者辅助，向下压患者腰部，完成手法。

（四）针刀医学的诊断学

针刀医学将中医学的三因辨证和八纲辨证用以对疾病的宏观定性，用西医学的影像学及其他检查为基础对疾病进行微观定量。

需要说明的是，内因和外因经常是不可分割的，内伤七情和外感六淫往往相辅相成。另外，患者外在的疼痛往往伴随着内心的伤害，其中重要的原因就是恐惧，会导致疾病缠绵难愈。故《内经》有“勇者气行则已，怯者则著而为病也”之说。

西医的影像学和生化、病理检查也是针刀医学诊断学的主要内容。通过影像学检查可以清楚地知道病变位置的病理情况，排除恶性体质，如肿瘤、结核等；生化、病理检查更能够确定病灶的性质和全身状况，以帮助诊断，如血友病、凝血障碍、白血病等。

（五）针刀医学的治疗学

针刀治病的原理为松解、剥离。首先，针刀能发挥针的作用。人体的穴位对于某个部位的电流有影响。针刀是有方向的，刺激穴位可使电流增加或减弱；还可以弹刺、敲打神经以激活神经，如用于坐骨神经麻痹或者高位截瘫。其次，针刀能发挥刀的作用，切开或者切割，如腱鞘炎、腱鞘囊肿等。第三，针刀是针和刀的结合体，即有刺激作用，又有切割、松解作用，如偏瘫的治疗等。

针刀治疗方法主要有以下几种。

1. 纵向疏通剥离法

针刀刀口线与肌肉韧带走行方向平行刺入定点，刀刃接触骨面时，按刀口线方向疏剥，根据附着点的宽窄分几条线进行剥离，纵向摆动1.5cm，切开病变部位。此方法临床应用最多最广，如筋膜的疏通等。

2. 横向疏通剥离法

方法基本同上，刀刃到达骨面时，做与肌肉或韧带走行方向垂直的铲剥，即在病灶处横向切割、摆动、剥离，将肌肉或韧带从骨面上铲起，针刀下有松动感时出针即可。

3. 切开剥离法

针刀到达病变部位以后，先切割，然后上提针刀，再向下插入继续切割，如此反复操作。适用于粘连面大、粘连重的病变。如切开棘间韧带，挛缩的肌腱、韧带、关节囊等。

4. 瘢痕刮除法

先用针刀沿软组织的纵轴切开数条口，然后在切开处反复疏剥两三次，当针刀下有柔韧感时，说明瘢痕已碎，出针即可。瘢痕刮除法主要针对软组织瘢痕部位紧贴骨面进行瘢痕刮除。如肱骨外上髁炎等。

5. 通透剥离法

通透剥离法主要针对大面积的肌肉挛缩、缺血，即从一处进针，朝多个方向、多次切开挛缩，如冈下肌的松解。

6. 骨痂凿开法

对于较小的骨痂，可将针刀刀口线与患者纵轴垂直刺入骨痂，在骨折间隙或两骨间隙穿凿 2～3 针即可分离。如果骨痂较大，用上述方法穿凿 7～8 针后，再行手法折断，重新正骨。此法创伤极小，用于矫形。

7. 关节内骨折复位法

用Ⅰ型针刀刺入骨折片的背面，然后用骨锤轻轻敲击针刀柄顶端，使刀刃进入骨折片，此时针刀与骨折片的连接比较稳定，术者可将骨折片准确对到骨折线上（在 X 线下观察），达到解剖对位，再用骨锤轻敲针刀柄顶端，让刀刃穿过骨折线，将骨折片固定于断端。接着再刺入一根针刀，穿过骨折线与上一针刀交叉，这样骨折片就被牢牢地固定于断端，最后用无菌纱布块覆盖。如肱骨外上髁骨折，针刀治疗后固定，不用屈肘位悬挂，使手臂自由活动，不留后遗症。

8. 关节内骨折固定法

针对不同关节的骨折，《针刀医学原理》设计出了23 种固定方法，此处不再赘述。

（六）针刀医学的护理学

由于针刀治疗的特点，针刀医学的护理学有许多独特的地方。如肘关节骨折，常用的护理方法是肘屈位，而针刀术后护理是自由位，允许活动；脊柱骨折，患者取俯卧位，可通过不断起卧来促进脊柱的恢复。

第二章 辨因论治

一、治病必求于本

临床上，许多疾病的治疗效果不好，是因为没有认识到疾病的本质，从而导致疗效不理想。试对以下几种疾病的本质做一分析。

1. 腱鞘炎

腱鞘是包绕肌腱的纤维、滑膜组织。腱鞘炎是由于受到不正常的力导致损伤，滑膜渗出、增生、挛缩、瘢痕，导致腱鞘狭窄，活动时疼痛、功能受限。传统的封闭等疗法没有认识到疾病的本质，单纯消炎等疗效不稳定，而做手术损伤较大预后亦不理想。针刀以针的形式进入腱鞘，用前面的小刀刃切开鞘膜，松开狭窄的腱鞘，使腱鞘炎得以彻底恢复。

2. 骨质增生

骨质增生是人体代偿的结果，不是病，疼痛是失代偿的结果。如果人体代偿能力强，疼痛还会自愈。所以一切针对“骨质增生”的临床治疗都是不确切的，而针刀则对导致骨质增生的不正常应力进行纠正，达到力相对平衡，从而彻底解决所谓骨质增生引起的疼痛。

3. 椎间盘突出

西医学认为，椎间盘突出症是由于突出的椎间盘髓核压迫脊神经造成的。这种说法不能解释有的患者手术后临床症状却不减轻，有的经各种保守治疗达到了临床痊愈，做影像学检查时却发现突出的椎间盘仍然存在。针刀医学认为，椎间盘突出症临床症状的产生大部分是由于神经根的粘连，使神经的功能受到影响而造成的。所以，临床针对椎间盘突出症的治疗原则应该是改变腰椎的力平衡，解除神经根的粘连，从而达到临床治愈。

二、人体的网状结构与网眼

大脑是人体生物电的产生部位，通过网状结构传送到全身。中枢系统（大脑、脑干、脊髓）功能的正常运转是靠中枢以外的网络架构支持和保护的，包括骨、软组织等。软组织包括皮肤、结缔组织、神经组织、体液组织，这些组织的联系是靠神经、经络、循环系统组成人体电生理线路，其传导方式是生物电传导，传导介质是人体的膜类组织。细胞有细胞膜、肌肉之间有肌间膜、内部脏腑各有被膜、骨有骨膜、肌腱有腱膜、神经有神经鞘膜、脑有脑膜等，这些膜类组织就是人体的“网状结构”，与外部相连，与内部相通，上下相贯。由此中医学才有“有诸内必形诸外”“腰背委中求，肚腹三里留”的经典论述。

疾病的发生，首先是包裹其外膜的损伤——粘连、挛缩、堵塞、瘢痕，导致某个组织、器官的功能失常。这个损伤的膜，就是我们说的“网眼”。临床上通过对“网眼”的治疗，多以点带面、以面带体、以体代用。通过治疗人体各个层次挛缩、瘢痕的“网眼”，松解内部张力，达到治病的目的，既简单，又实用。

应用“网眼”的认识，针刀临床治愈了大量的疑难杂症和不易除根的疾病，如头痛、咽炎、鼻炎、痔疮、带状疱疹、颈椎病、腰椎间盘突出症、肩周炎、膝关节炎等。这为我们更深层次地了解经络和临床治病打下了坚实的理论基础。

论 治 篇

第三章　常见疾病的辨因论治

临床二十几载，应用针刀从自学到跟师，从懵懂到开悟，针刀学习第一要读经典，第二要拜名师，第三要做临床。

一、头痛

1. 帽状腱膜挛缩性头痛

帽状腱膜挛缩性头痛是由头部浅表软组织慢性损伤后，在组织修复过程中帽状腱膜与周围组织发生瘢痕化挛缩，卡压血管、神经所引起。其主要临床表现为如戴紧箍咒，无具体痛点，头痛如裂。

【病因病机】

针刀医学认为，本病为外感、内伤或外伤累及帽状腱膜，造成损伤，组织修复过程中损伤处腱膜与周围组织粘连，进而纤维化，形成瘢痕并挛缩，通过其中的血管、神经受到牵拉、压迫，而且挛缩造成局部体液流通不畅、代谢产物堆积、局部张力增加，刺激局部敏感神经末梢，引起症状。

【解剖】

颅骨与头皮下有一层致密的结缔组织——帽状腱膜，里面穿行着微小神经和微小血管。

【针刀治疗】

松解挛缩的帽状腱膜。取百会、风府及颠顶与耳尖连线中点两侧各一点。针刀直刺到骨面，纵向切割，然后旋转刀口 90°横切，出针，最后将刀口处头皮向四边牵拉（起手法松解作用）。

【注意事项】

针刀治疗后有出血不用刻意按压。针刀治疗前需做脑部影像学检查，排除脑瘤。

【中药配合】

以全蝎、川芎、当归、葛根为主药，活血解痉，随症治之。

【案例】

患者，43 岁，头痛多年，痛无定处，常自服止疼片，心中懊恼，后查体无器质性病变，精神可，脉象可。取风池穴两针，风府穴一针，颠顶一针，以及双侧颠顶到耳尖连线中点各一针，针刀治疗之后将头皮向四周拉开，闭合性手术结束，患者随即感到轻松。

配合中药活血解痉，除湿化痰。自拟方：

全蝎 3g，川芎 6g，当归 6g，葛根 9g，陈皮 6g，半夏 6g，赤芍 6g，甘草 6g。

5 剂，水煎服，每天 1 剂，分两次服，3 次为 1 个疗程。患者恢复良好，随访 5 年未犯。

临床常有患者自诉头痛，自服速效感冒胶囊或感冒通缓解，病程 5～10 年，经以上治疗，疗效较好，且不易复发。

2. 颈源性头痛

头痛是临床常见疾病，其病因很多，其中头痛伴有颈部压痛、与颈神经受刺激有关者称为颈源性头痛。1991 年，Sjaastad 首次提出颈源性头痛的概念，迅速得到多学科专家的重视。其临床表现较复杂，主要为上部颈椎旁、乳突下后部疼痛，头部多有压痛点。

【病因病机】

长期低头工作，外感风寒侵袭，导致颈椎或颈椎与颅骨连接处筋膜挛缩，压迫神经、血管，引起头痛。

【解剖】

枕大神经、耳大神经、枕小神经从枕部穿出，筋膜挛缩卡压导致神经电流异常，不通则痛。

（1）枕大神经：①枕大神经为 C2 神经后支的内侧支，出椎管后呈弧形绕过头下斜肌下缘，向上内行走，与矢状面约呈 70°角，与冠状面呈 60°角，穿行于头半棘肌和头最长肌之间。②枕大神经起始点约位于 C2 棘突上 2. 0cm，后正中线旁开 2. 5cm 处。在 C2 棘突上方约 2. 2cm、后正中线旁开约 2. 0cm 处穿出肌肉，在斜方肌和胸锁乳突肌腱性止点纤维深面，紧贴项筋膜，于筋膜水平位，斜走向外上，开始段与后正中线呈 30°～40°角，邻近上项线处增至 55°～70°角，走行距离约 5cm，在上项线距枕外隆凸约 3. 5cm 处，浅出皮下，该处为斜方肌腱性索带与枕骨之间形成的纤维骨性孔道，直径约 2mm。浅出皮下后，与枕动脉伴行，分成 2～5 支，支配枕部皮肤，皮支最远可至冠状缝。③根据枕大神经解剖走行特点，可将枕大神经分为肌内段及筋膜内段。

（2）枕小神经：枕小神经是颈丛分支，为第 2、3 颈神经的前支，分布于乳突区和枕外侧区的皮肤。

（3）耳大神经：耳大神经起于第 2、3 颈神经，为颈丛皮支中最大的分支。它绕过胸锁乳突肌后缘，向前上方斜跨胸锁乳突肌表面，向下颌角方向走行，穿过颈深筋膜，沿颈外静脉后侧并与其并排上行，分前、中、后三个终支，分布于腮腺、咀嚼肌下部、耳垂、耳郭后和乳突部的皮肤。

【针刀治疗】

针刀松解枕下三角。

【中药配合】

麻黄 6g，葛根 10g，陈皮 6g，半夏 6g，当归 6g，赤芍 6g，甘草 6g。

【案例】

（1）患者，48 岁，常感脑后偏左侧疼痛，一次与朋友吃饭，突发疼痛。经针刀治疗左侧枕下疼痛部位的帽状腱膜，疼痛缓解，未给予任何药物，随访 3 年未犯。

（2）患者，40 岁，主诉头疼，不能喝酒，喝酒即犯。针刀松解枕下筋膜稍硬处，1 个月后复诊，喝酒后头痛病未再犯。

3. 混合性头痛

前额痛，太阳穴痛，偏头疼，后枕部痛。

【病因病机】

长期低头工作，外感风寒侵袭，导致颈椎或颈椎与颅骨连接处筋膜挛缩，压迫神经、血管，引起头痛。

【解剖】

上项线是指枕外隆凸到双侧乳突的连线；下项线为第 2 颈椎棘突到乳突尖的连线。上项线和下项线中间在解剖上相当于第 1 颈椎的后结节，第 1 颈椎棘突缺如，在此处进针寻找骨面是危险的，误入枕骨大孔的可能性极大，并且这里的椎动脉裸露在外，刺伤很容易导致生命危险，所以此处（相当于哑门穴）不能刺，针刀属于盲视手术，这一针在针刀临床是禁止的。第 2 颈椎是头下斜肌起点，棘突较大，在第 2 颈椎棘突即下项线的中点进行针刀松解，可以松解头下斜肌的起点。如果是寰枢关节半脱位，再松解第 1 颈椎横突，摸索进针至骨面，松解两下出针，头下斜肌两侧的平衡即恢复，第 1 颈椎和第 2 颈椎相对平衡，齿状突归位。

【针刀治疗】

颈部治疗以枕下三角为主，取风府、风池；头皮部治疗，主要松解疼痛部位。枕外隆凸下风府穴即针刀的治疗点，进针 0.5cm；旁开 2cm 是风池穴，进针

0. 5 cm，切割松解。这三针治疗颈椎效果较好。再向外侧约 2cm 即枕大神经的出口，针刀松解即可。之后松解接近乳突处许多小肌群的附着点。上项线是针刀临床操作的重中之重，一般不超过 0. 5cm，既安全又有疗效。

【中药配合】

前额痛属阳明经证，可用大小承气汤加减；偏头痛属少阳经证，可用小柴胡汤；后头痛属太阳经证，葛根汤加减；颠顶痛属少阴或厥阴证，可用乌梅丸加减。

【注意事项】

（1）排除实质性病变。

（2）一般针刀刺破筋膜即可，不必过深。

（3）急性发热感染期患者忌用针刀疗法。

【案例】

患者，32 岁，平素爱生气，犯头痛多次，反复治疗无果，后送精神病医院治疗亦无效。就诊后询问病情，主要是太阳穴疼痛。针刀治疗取两侧太阳穴，第二针出针后有血柱喷出，高 10cm，慢慢下降。血止后将患者送回住处。此次治疗后患者再未犯病，后得一子，随访十余年，预后良好。

二、咽炎

咽炎主要是咽部的慢性炎症，胃、食管与咽部相连，胃有疾病会导致慢性咽炎，局部治疗效果较差。本病类似中医学中的梅核气，如有物在喉，咽之不下，吐之不去。

本病主要临床表现为嗓子干痒，干咳无痰，如物在喉，吐之不去，咽之不下，或咳嗽，短者十余天，长者可达十余年，或喑哑，发声困难。体检时用压舌片看喉，患者多不配合，可以看到咽系带向中部靠拢，色红，呈慢性炎症改变。

【病因病机】

长期不良生活习惯、慢性上呼吸道感染未彻底治愈，或长期慢性消化道疾病，引起咽部慢性感染或局部微循环障碍。针刀医学认为，颈前部下颌部的筋膜长期疲劳导致劳损，出现粘连、挛缩、堵塞、瘢痕，微循环障碍，从而导致咽炎。

【解剖】

颌下三角位于下颌骨下缘与二腹肌前、后腹之间，又名二腹肌三角。此三角浅面有皮肤、浅筋膜、颈阔肌和颈筋膜浅层，深面由浅入深依次为下颌舌骨肌、舌骨舌肌及咽中缩肌。

【针刀治疗】

患者取仰头位，术者持针刀，于下颌角与喉结中线凹陷处，刺入皮下，听到咔啪声即可；深度0.5cm，肥胖者最多不能超过1cm。症状较轻者，于颌下刺两针即可。症状较重者，一般在C5～C6找到阳性反应点，刺破，可出血，不宜过深。若没有阳性点，可在棘突正中一线刺3～4针。

【注意事项】

针刀刺入深度不超过1cm，因其深部有喉咽神经，如不慎损伤会引起发音困难。

【中药配合】

平胃散及半夏泻心汤加减：吴茱萸3g，黄连5g，厚朴6g，半夏9g，茯苓6g，白术6g，干姜6g，大枣6g，甘草6g。

有些被诊断为食管癌不能下咽的患者，配合中药，也有一定的效果。

【案例】

（1）患者，成年女性，患慢性咽炎多年，咽痒，干咳，时有胸闷，多方治疗效不明显。查体：舌体较大，压舌板压之吃力，可看到咽部咽系带较红、水肿，诊断为慢性咽炎，针刀松解咽缩肌。

针刀治疗后予中药配合治疗。本病中医辨证属肝气不舒，脾阳湿困。治法拟疏肝理气，健脾祛湿。方用四逆散加减。

柴胡6g，枳实6g，白芍6g，黄连6g，郁金6g，茯苓9g，白术9g，干姜6g，大枣6g，甘草6g。6剂，水煎服，每天1剂。

1周后复诊，症状大减，针刀治疗3次，中药不变，3次治愈，后随访3年未再犯病。

（2）患者，成年女性，咽部不适。西医诊断为反流性食管炎，经常服西药效果不明显。针刀松解咽缩肌，之后以中药调理肝脾，方用半夏泻心汤加减。

黄芩6g，党参9g，大枣6g，半夏6g，甘草6g，干姜6g，黄连6g。

针刀治疗3次，中药服用20剂，诸症消失，现已停药多年未发。

三、鼻炎

鼻炎即鼻腔炎性疾病，是病毒、细菌、变应原、各种理化因子及某些全身性疾病引起鼻腔黏膜发生炎症改变。

本病主要临床表现为鼻塞，流涕，打喷嚏。长期不愈，可致头痛、记忆力下降。鼻黏膜浅红或深红，慢性肿大。

【病因病机】

感冒迁延不愈，身体抵抗力下降，对外界反应敏感，产生变态反应。针刀医学认为，鼻黏膜慢性损伤，引起粘连、挛缩、堵塞、瘢痕，对外界的刺激表现太过或不及，或鼻塞或流涕，在天气或季节变化时加重，久而久之，导致嗅觉迟钝或丧失。

【解剖】

鼻腔以骨和软骨为基础，内面覆以黏膜。鼻中隔将鼻腔分成左右二腔，各腔向前以鼻孔通外界，向后经鼻后孔通鼻咽。

鼻腔前下方鼻翼内面较宽大的部分称鼻前庭，起于鼻孔，止于鼻阈。鼻阈是皮肤与鼻黏膜的分界处。鼻前庭由皮肤覆盖，生有鼻毛，借以滤过、净化空气。鼻前庭皮肤富含皮脂腺和汗腺，是疖肿好发部位之一。由于缺少皮下组织，皮肤直接与软骨膜紧密相连，故发生疖肿，甚为疼痛。

鼻中隔由筛骨垂直板、犁骨及鼻中隔软骨构成，被覆黏膜。鼻中隔一般不完全居正中矢状位，往往偏向一侧。鼻中隔前下份有一易出血区，此区血管丰富而位置表浅，受外伤或干燥空气刺激，血管易破裂而出血。

鼻腔外侧壁自上而下有 3 个鼻甲突向鼻腔，分别称上鼻甲、中鼻甲和下鼻甲。三者下方各有一裂隙空间，分别称上鼻道、中鼻道和下鼻道。在上鼻甲之后上方有时可有最上鼻甲。上鼻甲或最上鼻甲后上方与鼻腔顶之间的凹陷称蝶筛隐窝。中鼻道中部有一凹向上的弧形裂隙，称半月裂孔，其前端有通向前上方的筛漏斗。半月裂孔上方的圆形隆起为筛泡。中鼻道为众多鼻旁窦开口之处。下鼻甲前端距鼻孔约2cm，后端距咽鼓管咽口约1cm。在下鼻道内，鼻泪管开口于其前上方，距鼻孔约3cm。

【针刀治疗】

鼻中隔中下部与鼻腔后壁交接处静脉丛，一边一针，刺之令出血。7~10天1次，3次为1个疗程。如效果不好再做2~3次。

【中药配合】

黄连6g，半夏6g，栀子6g，茯苓6g，白术6g，厚朴6g，大枣6g，甘草6g，干姜6g。

【案例】

(1) 患者，20岁，患过敏性鼻炎多年，经常打喷嚏、流鼻涕，不愿手术治疗。查体：阳虚体质，瘦，肌肉不丰，鼻黏膜充血，微肿。针刀在鼻甲下方与面部的结合处一边各浅刺一针，令其出血。

中药：葛根汤加辛夷散：辛夷6g，连翘6g，防风

6g，黄芪9g，葛根9g，桂枝9g，干姜6g，大枣6g，甘草6g。连续治疗3次，预后良好，至今未发。

（2）患者，3岁。1年前患鼻炎，多方治疗，花费万余元，再次复发，白天鼻不通气，晚上睡觉鼻塞，只能用嘴呼吸，家长煞是苦恼。用小号针刀在鼻阈处轻刺两针，因辛夷散难以下咽，遂煮后熏蒸鼻腔，1天3次。

1周后来诊，减轻两天，仍未愈。体检为慢性扁桃腺肿大，于是准备用针刀在双侧扁桃腺各扎一针，但患者不配合，只扎一侧，嘱患儿母亲1周后再来诊。此次治疗白天呼吸较前顺畅，于是在其母配合下，行另一侧扁桃腺针刀治疗，患者配合度好，遂将上次行针刀侧扁桃腺又扎一针，配合清热中药口服，后来告知患儿基本恢复通畅呼吸，母子皆欢。

四、气管炎

气管炎属于属中医学咳嗽、哮喘的范畴，所以正确认识疾病的原因，针对性治疗，在临床非常重要。

本病小儿常见咳嗽、哮症，成年人常见咽喉部不适、咳嗽，老年人多见咳嗽、气闷、吐痰。

【病因病机】

小儿脏腑娇嫩，受到冷热刺激，尤其寒冷刺激而咳嗽；成年人有鼻咽的屏障，气管发炎机会很少；老年患者主要是气管老化，功能降低，肺气化功能失常。

【解剖】

气管上连咽喉，下连肺脏，具有强大的清洁功能。膈肌连接胸腔和腹腔，膈肌上升，完成吸气动作；膈肌下降，完成呼气动作。支配膈肌的膈神经起源于颈椎，若受到压迫，可导致膈肌运动失常，引起疾病。

【针刀治疗】

取下颌下角与喉结连线的中点，针刀朝咽缩肌的方向斜刺，听到声响即可，一般不出血，不必按压。若有喉痒，取天突穴区域，相当于颈阔肌处，用针刀刺破浅筋膜即能取得良好效果。

【中药配合】

（1）小儿：小青龙汤打粉调膏，贴敷肺俞穴、定喘穴、涌泉穴。

（2）成年人：半夏厚朴汤加减。

【案例】

（1）某患者，成年女性，反复咳嗽。X 线诊断：肺纹理增粗，慢性气管炎。来诊时咳嗽少痰，常唾白色唾液，胸闷。查体：咽系带靠拢，略红肿。

治疗：针刀松解咽炎穴，中药小青龙汤加减。

桂枝6g，白芍6g，麻黄6g，干姜6g，细辛6g，半夏9g，甘草6g，五味子6g。

1周后复诊，咳嗽减半矣，继续治疗2次，咳嗽痊愈，胸闷消除，后随访多年未发。

（2）患者，60岁，咳嗽多年，天冷即需输液。每次咳嗽有少量白痰，晚上咳嗽加重，西医诊断为慢性支气管炎。查体：用压舌板压舌困难，咽系带红肿。

治疗：针刀松解咽炎穴，中药小青龙汤加减。

桂枝6g，白芍6g，干姜6g，大枣6g，甘草6g，麻黄6g，半夏6g，五味子6g，细辛6g。

患者治疗1次症状即有明显改善，3次治疗后症状基本消失，晚上不咳。后随访，不再输液，偶有犯病，继续用中药和针刀调理。期间陆续治疗颈腰椎疾病，十余年间未再复发，身体各项指标都正常，未服任何西药。

五、支气管哮喘

支气管哮喘是由多种细胞及细胞组分参与的慢性气道炎症，属于变态反应性疾病，西医治疗多为缓解平滑肌痉挛，目前尚未有根本解决方法。

本病属中医学哮喘范畴，顽痰伏肺，触动老根，引发哮喘。哮为痰鸣有声，喘为呼吸困难，二者临床常兼见，故统称为哮喘。

本病主要临床表现为发作性咳嗽、胸闷及呼吸困难。临床分为急性期和缓解期：急性期见喘息、气促、咳嗽、胸闷等症状突然发生，或原有症状急剧加重，多伴有呼吸困难；缓解期是指经过治疗或未经治疗，症状、体征消失，肺功能恢复到急性发作前水平，并维持3个月以上。

【病因病机】

针刀医学认为，哮喘病因有三：一是电生理线路异常；二是肺部软组织粘连、挛缩、堵塞、瘢痕，即肺实质性病变（西医学在早期很难发现）；三是肺部交感神经支配异常。

【针刀治疗】

（1）急性期：西医控制症状后，针刀治疗鼻炎穴、咽炎穴、大椎、肺俞。中药辨证论治，小青龙汤或麻杏石甘汤加减。

（2）缓解期：针对病因治疗。

①调整电生理线路：鼻炎穴、咽炎穴、大椎穴、肺俞穴，有选择性地刺破。如为哮喘实证，在肺俞穴用针刀横向快速摆动切割；虚证则顺人体的纵轴慢慢疏通。配合中药，实证用麻杏石甘汤，虚证用小青龙汤加减。

②肺实质性病变：针刀对肺部的软组织损伤部位

进行松解。

③交感神经异常：肺交感神经来源于颈椎下段和胸椎的上段，用针刀针对椎体的前后、左右、前旋、后旋进行适度矫正，同时，针刀松解颈椎能改善膈肌运动，对哮喘治疗起辅助作用。

痰的生成

中医学认为，“五脏六腑皆令人咳”。又说：“脾为生痰之源”“肺为贮痰之器”“肾为生痰之根”。脾运化水谷精微，脾阳足，运化好，上升的中气养宗气，宗气足则肺通调水道功能正常，水液（精）四布，五经并行，何痰之有？反之，脾阳不足则生痰。肾是一盆火，温煦脾阳，温化水谷，脾阳健，肺功能正常，则痰无所生（图3-1）。

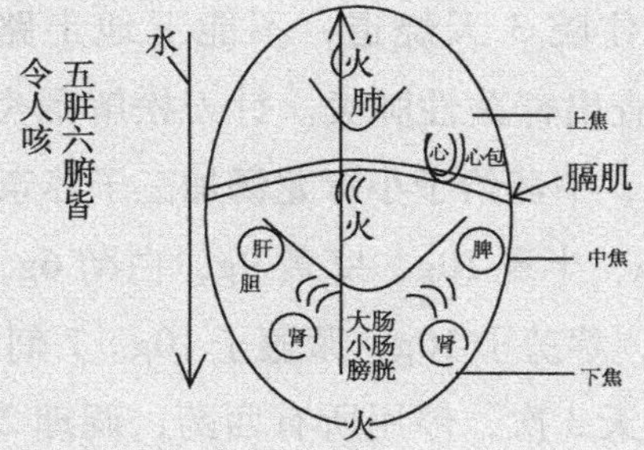

图3-1 痰的生成

【案例】

(1) 患者，68 岁。患支气管炎哮喘多年，年轻时劳累过度，落下病根，年老后发作频繁。初诊时，有哮有喘，气短，呼吸快，有哮鸣音，可见“三凹征”。针刀治疗时前面刺咽炎穴，后面刺大椎、肺俞穴，之后输阿奇霉素和细辛脑。

3 天后症状明显减轻，继续输液 1 周，症状完全解除。3 年后复发，以上法针刀治疗，输液 3 天痊愈。

(2) 患者，42 岁。患支气管哮喘多年，曾服激素，满月脸，水牛背。针刀治疗大椎、肺俞、咽炎穴，输左氧氟沙星 3 天，症状缓解，嘱停激素，继续治疗 3 次后，患者感觉良好，3 年未犯病。

(3) 患者，70 岁。3 年前犯病住院，发烧，咳嗽，闷气，住院 3 天烧退，不能下地走路，持续吸氧，1 周后查出霉菌性肺炎。针刀松解咽炎穴、大椎穴、肺俞穴，中药给予小青龙汤加三子养亲汤。

桂枝 6g，半夏 10g，麻黄 9g，白芍 6g，细辛 6g，瓜蒌子 10g，葶苈子 10g，莱菔子 10g。7 剂。

吸氧 1 天 3 次，停用所有西药，调理 20 天左右，症状缓解大半，1 个月后停用氧气，至今未犯。

六、面肌痉挛

面肌痉挛为一侧面神经受激惹而产生的功能紊乱证候群，多为一侧患病，双侧者很少。本病属中医“内风”范畴，多因气血亏虚、血不荣筋所致，是一种本虚标实、上盛下虚证。

【病因病机】

面肌痉挛目前病因尚不明确。针刀医学认为，长期劳损、软组织病变、骨质增生是面肌痉挛的主要原因。面神经在出颅的茎乳孔受到卡压，导致面神经电流异常，出现面肌痉挛的症状。

【解剖】

面神经属于第 7 对脑神经，是以运动神经为主的混合神经，主要支配面部表情肌和传导舌前 2/3 的味觉，并支配舌下腺、下颌下腺和泪腺的分泌。面神经核位于脑桥，分为上下两部分，上部分受双侧大脑皮质运动区的支配，并发出运动纤维支配同侧颜面上半部的肌肉，核的下半部分仅受对侧大脑皮质的支配，并发出运动纤维支配同侧颜面下半部的肌肉。

【针刀治疗】

针刀松解枕后三角，项韧带，胸锁乳突肌，前、中斜角肌。

（1）枕后三角：针刀倾斜45°从下项线向颅底方向进针，刺到硬节或骨面，进行松解。也可在枕外隆凸下直接用针刀松解，但是一定要把握好深度，不可过深。

（2）项韧带：用手摸到棘突可定位，由于颈椎的叠瓦状排列，向下倾斜45°进针刀比较安全。

（3）胸锁乳突肌：乳突是耳后的硬骨，胸锁乳突肌附着其上，针刀刺入骨面进行松解即可。

（4）前、中斜角肌：前、中斜角肌位于颈椎的中段，颈椎横突的前结节和后结节。患者平卧，头扭向一边，将患侧肌肉拉直暴露，术者摸到颈椎横突，手下面的硬结是后结节，松解中斜角肌，前面的突起是前结节，松解前斜角肌。针刀刺到骨面不要做大幅度的摆动，在骨面上切1~2下即可。

松解后，施以手法：第一步整复寰枕间隙，患者俯卧，头离开床沿，下巴尽量下勾，术者一人按住患者肩部，一人按住患者后头上部，下压2~3次；第二步整复颈部左右活动度，患者仰卧，头与肩平，术者一手托颈，让患者向一方扭头，直到最大限度，术者另一只手下压头面部。

【案例】

患者，36岁。半年前出现左侧面肌痉挛，眼神呆滞，询问得知，服用过麻痹神经的药物。检查颈椎肌肉僵硬，有痛点。针刀松解颈椎，嘱患者停药观察。

1周后复诊，患者精神面貌好转，面肌痉挛自我感觉较前轻松。连续治疗3次后，患者面部痉挛明显改善，精神大好。

七、面神经麻痹

面神经麻痹是以面部表情肌群运动功能障碍为主要特征的一种疾病。一般症状是口眼歪斜，往往无法完成最基本的抬眉、闭眼、鼓嘴等动作。本病分为中枢性和周围性。

本病主要临床表现为患侧面部表情肌瘫痪，前额皱纹消失，不能完成皱额、蹙眉、闭目、鼓气和噘嘴等动作。眼裂扩大，鼻唇沟平坦，口角下垂。进食时，食物残渣常滞留于患侧的齿颊间隙内，并常有口水自该侧淌下。

【病因病机】

针刀医学认为：面神经麻痹与脑干有关。在器质性病变形成之前有一个很长的代偿期，脑干病变没有形成病灶，但是处在代偿期，随时进入失代偿期，也就是说，当面神经麻痹出现的时候，脑干已经发生了病变。

【针刀治疗】

（1）调整颈椎的生理曲度，重新梳理项韧带、胸锁乳突肌、斜角肌。

（2）松解枕后三角：枕后三角是椎动脉入颅的通道，松解该处可以有效缓解脑干供血问题。

（3）松解茎乳突孔：该孔位于下颌下角与乳突尖连线的中点，针刀直刺1～1.5cm，不必达骨面，遇到阻力用针刀松解即可。

【中药配合】

白附子、白僵蚕、白芥子等。

【案例】

（1）患者，18岁，因考试结束，每天回家看电视到半夜，某天早晨发现一侧面部麻痹。询问得知，看电视的姿势是半靠床头，头扭向一侧。查颈椎有痛点，针刀治疗1次，配合牵正散7剂，水煎服，1天1剂。1周后复诊，面部已经恢复正常。

（2）患者，70岁，患面神经麻痹1周，针刀治疗1次即感轻松。第二次来的时候，因下大雪路滑，不慎仰头摔跤，到医院检查脑部未有大碍，主诉头晕，走路一条腿像踩棉花。3次治疗完后，患者面部已愈。1个月后，若不笑则看不出面瘫，走路踩棉花感减轻。两个月后，诸症消除。

注意：治疗面神经麻痹很少或不在患者面部做治疗，因面部神经极其复杂，且在面部用针刀治疗有碍美观。另外，本病病因在中枢，辨因论治才是治病的根本。经统计，上百例面神经麻痹患者，基本上是在颈椎、乳突部位治疗而痊愈，且多数患者不用服药，再次体现了针刀医学的简便验廉。

八、心悸、失眠

心悸是指患者自觉心中悸动，惊恐不安，甚则不能自主的一种症状。失眠是以经常不能获得正常睡眠为特征的一类病证。临床上，心悸和失眠往往并见。

【病因病机】

中医学认为，心为君主之官，神明出焉。心的气血阴阳亏虚，或痰饮、瘀血阻滞，导致心神失养或心神被扰，则出现心中悸动不安。失眠多由心神失养或心神不安所致，病位主要在心。

针刀医学认为，交感、迷走神经的过度兴奋是导致心悸、失眠的主要原因。

【解剖】

交感神经是脊髓神经的分支，其发出地和容易卡压的地方在颈椎和胸椎上段，颈椎的治疗尤为关键，胸椎部的定点在关节突的部位，相当于华佗夹脊穴，针刀进行松解可以有效降低交感神经的电流量，使交感神经和副交感神经达到相对平衡。另外，迷走神经是第 10 对脑神经，起自脑干，下入胸腔，参与支配心脏。脑干的供血是椎－基底动脉，所以对颈椎的有效松解，可以改善椎－基底动脉和脑干供血，迷走神经功能恢复，心悸、失眠得到改善。

【注意事项】

临床除了针刀治疗颈椎和胸椎以外，还要积极鼓励患者，摆脱药物的依赖，改变心态，经常做扩胸、腹式呼吸、仰头挺胸的动作。

【案例】

（1）患者，43 岁。经常心悸，到医院检查未见阳性体征，仔细问诊，颈椎不适多年，但最近常发心悸。检查：颈椎生理弯曲变直。针刀治疗颈椎部位，选择 C4、C5、C6 棘突，向下轻刺几针，配合中药半夏泻心汤加减，7 剂。患者 1 周后复诊，心悸未再发。

（2）患者，53 岁。失眠多年。查体：第 7 颈椎突起，头夹肌损伤。颈椎曲度变直，为交感神经牵拉所致。针刀治疗颈椎、胸椎，先后治疗 6 次，配合痹通药酒口服。3 次后症状明显减轻，停服西药，至今未犯。

九、抑郁症

抑郁症是一种常见的心境障碍，以显著而持久的心境低落为主要临床特征，严重者甚至出现自杀念头和行为。

【病因病机】

针刀医学认为，抑郁症患者常第 2 颈椎棘突变大，寰椎向前，枢椎向后，导致颈交感神经被牵拉过久，兴奋性降低。

【针刀治疗】

针刀松解寰椎横突后，手法复位，上颈托固定。

【中药配合】

除针刀治疗外，尚需配以补气、补肾、补脾中药，并辅以心理辅导。

【案例】

患者，38 岁。2010 年曾患心悸，以中药治疗。2012 年来诊，自述 3 年前曾被诊断为抑郁症。1 个月前感觉不舒服，压力大。查体：第 2 颈椎棘突向后突出明显，诊断为交感神经型颈椎病。针刀松解枕后和项韧带，辅以理疗，配合中药扶阳化水、振奋阳气。茯苓 9g，桂枝 9g，白芍 9g，大枣 9g，附子 9g，当归 9g，干姜 9g，甘草 6g，熟地黄 15g。6 剂，1 天 1 剂。

针刀治疗后，患者头部和身体均感觉轻松。嘱患者1周治疗1次，针刀治疗配合中药。

二诊：头晕，舌苔白，病情好转，针刀治疗配合上述中药，6剂。

三诊：头痛，感冒，来月经，针刀治疗配合上述中药，6剂。

四诊：浑身不适，咽炎，胃炎，继续针刀治疗，配合清热中药清理虚火：杏仁12g，百合12g，黄芩12g，栀子12g，生地黄10g，麦冬10g，知母10g，黄柏10g，甘草6g，3剂。

五诊：感冒不愈，鼻塞，咽干，输液3天（因患者自觉感冒只能输液）。

六诊：心烦，压力大，针刀治疗配合上述中药，7剂。

七诊：心烦，头发蒙，血压90/60mmHg，乏力，针刀治疗配合上述中药，6剂。

八诊：头蒙、心烦转好，嘱患者暂停针刀治疗，中药再服1个月。

经过几年随访，患者一扫以前的心理阴影，情绪一直平稳未犯病。

十、更年期综合征

《素问·上古天真论》中说："（女子）七七，任脉虚，太冲脉衰少，天癸竭，地道不通，故形坏而无子也。"女子到49岁左右，内分泌失常，容易导致心烦意乱，身体烘热出汗，西医学称为更年期综合征。

【病因病机】

针刀医学认为，本病是颈椎旋转移位，引起迷走、副交感神经牵拉，电流异常等所致。

【针刀治疗】

针刀治疗主要分三步：

（1）松解上项线：图3－2中标记的即为针刀治疗点，不必拘泥于穴位，针刀刺入0.5cm即可。

（2）松解项韧带：需要注意的是，颈椎项韧带钙化点并不在棘突上，所以针刀治疗高应力点离皮下很近，且不用到达骨面，所以临床针刀刺入0.5cm即可见效（图3－3）。

（3）松解前、中斜角肌：患者仰卧，头侧向一边，术者用手摸到患者颈侧部有一突起的硬结，即横突后结节，向中间推碰到的硬结就是前结节，在此处进针刀，松解两下出针（图3－4）。

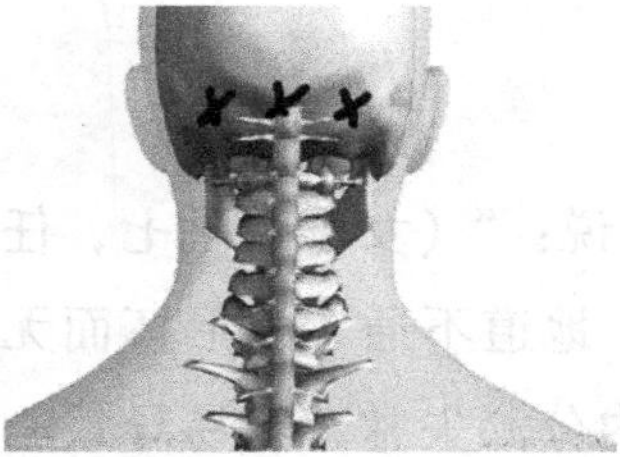

图 3－2　上项线针刀治疗点

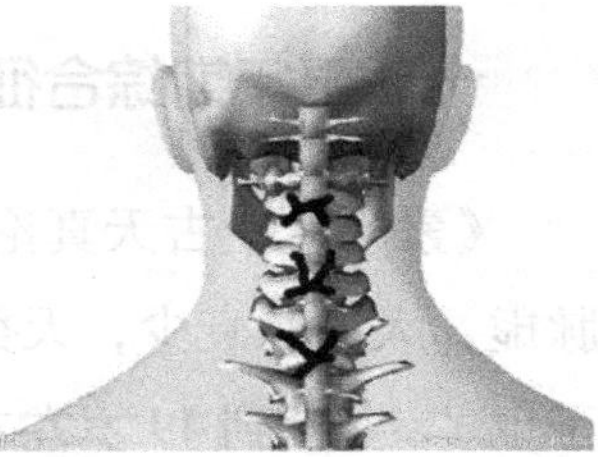

图 3－3　项韧带针刀治疗点

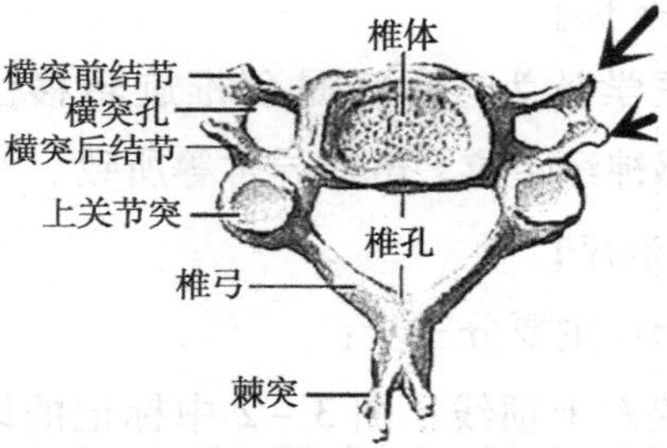

图 3－4　前中斜角肌针刀治疗点

临床一般松解到这三个部位，症状均有不同程度改善。对此，我总结为"上项线管旋转（颈椎），项韧带管长短（颈椎），斜角肌（对颈椎）很重要"。

【案例】

（1）患者，53 岁。脾气不好，平素经常发火，自我难以控制。针刀治疗颈椎 3 次，配合中药葛根汤加龙骨、牡蛎、远志，3 次后症状皆消。

（2）患者，48 岁。月经不调、浑身不适、闭经 1

年多，曾用中药调理，但效果不好。来诊见面色晦暗，全身肿胀难受，腰疼腿酸。针刀治疗腰骶部，配合中药独活寄生汤加减。治疗 1 次后月经即来，后每觉不适即来针刀治疗，安全度过更年期。

十一、胃炎

胃炎是由多种原因引起的胃黏膜急性或慢性炎症，常伴有上皮损伤、黏膜炎症反应和上皮再生，是最常见的消化系统疾病。

【病因病机】

针刀医学认为，胃的交感神经支及颈椎发出的膈神经出现问题是导致胃炎的主要原因。

中医学将腹部分为上脘、中脘、下脘三个部分，对应 T5 ~ T12 各节段，该处神经电流改变会影响胃交感神经的作用。

膈神经从前斜角肌上端的外侧浅出下行，下降至肌的内侧，左侧沿锁骨下动脉下行至主动脉弓区域，此处有一条肋间后静脉，将迷走神经与左侧膈神经分开，左右两侧膈神经从纵隔胸膜与心包之间下行到达膈，于中心腱附近入膈。因此，针刀松解颈部肌肉，可以促进膈肌的运动，从而调节消化系统功能。

【针刀治疗】

针刀松解 T5 ~ T12 节段，调整电生理线路，一般刺入 1 ~ 2cm，不宜过深，可以调节胃交感神经功能。松解颈部肌肉，促进膈肌运动。

足三里是足阳明胃经的合穴及下合穴，针刀松解此处对脾胃疾病有很好的疗效。

【案例】

(1) 患者，32 岁，因胃痛住院治疗，住院 10 天后症状缓解出院，出院 1 天后突然胃痛，直不起腰。经询问病史，是与丈夫生气引起，住院体检未发现阳性表现。治法：用针刀松解足三里穴，双侧各留针 1 枚，10 分钟后疼痛缓解。配合吴茱萸丸加减，嘱患者每天艾熏中脘、神阙穴，至今 3 年未发。

(2) 患者，46 岁，来诊时手抚腹部，疼痛不能吸气，神情异常痛苦，知其有胃病，经诊断为胃下垂、胃痉挛。取剑突下痛点为治疗点，进针刀 2 ~ 3cm，松解 10 分钟，疼痛逐渐缓解，后胃病基本未再犯。

(3) 患者，63 岁。胃痛，不能吃饭，医院诊断为胃下垂，脱衣时发现患者身上缠满布条，经询问原有脱肛、疝气等中气下陷证。针刀治疗取胸椎下部、腰椎，松解其硬处，调整脊柱下段的动态平衡，然后在腹部疼痛部位刺一针。配合四逆汤加理中汤。第2次治疗症状减轻，治疗3次后已经不再胃疼，疝气、脱肛均有好转，继服中药后诸症消除。

（4）患者，70岁，因胃部不适来诊，儿子代诉在医院检查为胃癌。针刀松解颈椎，并针刺大椎、胃俞、中脘、下脘穴。

配合中药：茯苓10g，白术10g，陈皮10g，半夏10g，山楂10g，神曲10g，麦芽10g，附子6g，干姜6g，甘草6g。

二诊：患者自诉饭后腹部不胀，舌头发麻，针刀治疗第2次，中药同上，加痹通药酒口服，1天2次，1次5mL。

三诊：情况大好，针刀第3次治疗，继续服用药酒1瓶。现已近3年，其子述老人能吃能喝，身体状况良好。

十二、慢性结肠炎

慢性结肠炎为临床常见病，以腹痛、腹泻为主要特征。西医学认为，本病为各种致病因素导致肠道炎性水肿，发生溃疡、出血病变，是一种慢性、反复性、多发性疾病。

【病因病机】

针刀医学认为，电生理线路异常是导致本病的主要原因。电流小，大肠吸收水分不及，导致大便次数增多、溏泻；电流大，大肠蠕动过快，导致大便次数增多。

【针刀治疗】

(1) 电流较小，选取脾俞、肾俞进行针刀松解。

(2) 电流较大，针刀松解腰椎，使之趋于平缓。

【中药配合】

(1) 电流较小：配合干姜、茯苓、白术、扁豆、肉桂、附子、党参、泽泻、车前子等，补脾益肾，健脾祛湿，利小便，通大便。

(2) 电流较大：配合黄芩、黄连、葛根、桂枝、白芍、生姜、大枣、甘草等，清热祛湿。

【案例】

患者，45 岁，患肠炎多年，饭后即拉肚子，甚是苦恼。来诊时，双脉沉取无力。针刀治疗腰骶部，刺破骶棘肌。配合痹通药酒，1 天 2 次，1 次 5mL。后患者反馈，效果很好，一次见效。

十三、肠粘连

肠粘连是由于各种原因引起的肠管与肠管之间、

肠管与腹膜之间、肠管与腹腔内脏器之间的不正常黏附。本病往往出现在腹腔术后，患者腹部隐隐作痛，或反复发作，或急性发作。

【针刀治疗】

（1）调整脊柱区带，以促进力平衡。

（2）局部针刀松解粘连部位，快速进针，快速出针。

【案例】

患者，53岁，胆囊炎摘除术后，常反复腹痛，甚是苦恼，后诊断为肠粘连。来诊时脉象尚可，令患者仰卧，针刀在腹部找到反应点，进行松解。

十四、痔疮

痔疮是以肛门内外出现小肉状突出物，排便时出血、脱出、肿痛为主症的疾病，分内痔、外痔、混合痔。人们常说“十人九痔”，说明患痔疮的人比较多，但是保守治疗往往效果不好，大部分人选择进行手术，但是手术后复发的也不少。

【病因病机】

针刀医学认为，痔疮是由肛周电生理异常所致。

【针刀治疗】

针刀治疗取肘横纹中点与腕横纹中点连线远端1/3处、八髎穴、至阳穴，针刀松解上述部位。局部取肛周硬结进行针刀松解，可改善局部循环。

【中药配合】

内服药可选择党参、茯苓、陈皮、半夏、当归、牡丹皮、赤芍等补中益气。

外用药可选择桃仁、红花、乳香、没药、苦楝皮、苦参、当归、牡丹皮、仙鹤草等。

【案例】

患者，48 岁，外痔 5 年，疼痛。肛周湿痒，有下坠感。查体：痔核如花生米大小，诊断为外痔。针刀首先松解腰骶部及尾骨尖，再松解局部，针刀刺入痔核根部，在硬结处进行松解，出血不多，然后用痹通药酒消毒，擦干后，以消毒纱布覆盖，手术结束。第 2、3 次针刀只需在腰骶部松解，共治疗 3 次，痊愈。

【案例】

（1）患者，30 岁，大便带鲜血，不痛，平时肛周潮湿，有下坠感，在医院检查诊断为内痔。针刀先在腰骶部松解，然后在双手肘横纹与腕横纹中点连线远端 1/3 处定点，用针刀松解。治疗 1 次，即痊愈。

（2）患者曾患有痔疮，后经治疗痊愈，但肛门口有一息肉不去，遂以痹通药酒消毒，用止血钳夹住息肉，针刀在息肉底部做旋割，切除后不出血，用消毒纱布覆盖。术毕，每天用痹通药酒消毒 1 次，3 天后即愈。

十五、产后风

产后风是妇女在生产时，因腠理打开，内外空疏，风寒邪气乘虚侵入，导致肢体或关节酸楚、疼痛、麻木的一类疾病。

【病因病机】

针刀医学认为，脊椎不稳定是导致产后风的主要原因。

【针刀治疗】

针刀松解脊柱（督脉）、华佗夹脊穴及足太阳膀胱经肺俞、心俞、肝俞、脾俞、肾俞等穴。若症状只出现在局部，则针刀直接对局部肌肉进行松解即可。

【案例】

患者，33岁，腹部、背部痒疹3年，舌苔厚腻，尾骨尖疼痛。自述几年前剖腹产后落下此病。针刀选取大椎、心俞、血海、肺俞、尾骨尖进行松解，配合中药及痹通药酒口服。

二诊：诸症减轻，又诉因左侧乳腺体瘤手术导致右侧乳腺体瘤小，有乳液溢出。在上述治疗的基础上，以针刀调理胸椎，轻浅刺激冈下肌，配合中药对症处理。

三诊：右侧溢乳减轻。患者又诉有咽炎、失眠，右膝时有疼痛，针刀继续上述治疗，并配合中药对症处理，后患者反馈，身痒、身痛、溢乳、咽炎等症状悉除。

十六、强直性脊柱炎

强直性脊柱炎曾被认为是类风湿性关节炎的中央型，1996年世界风湿病会议将该病从类风湿性关节炎中分出，作为一个单独的疾病。本病病变主要累及骶髂关节、脊柱及其附属组织，引起脊柱强直和纤维化，造成脊柱僵硬、驼背，髋关节、膝关节屈曲型强直。

本病属于中医学痹证范畴，关键是早预防、早治疗，以最大限度降低致残率，提高生活质量。

【症状】

（1）颈部病变：颈项部软组织僵硬强直，出现硬结或条索状物，颈椎活动度严重受限，甚至消失。

（2）胸椎病变：胸背部软组织僵硬强直，以驼背多见，胸椎活动度严重受限（图3－5）。

（3）腰椎病变：腰部软组织僵硬强直，出现硬结或条索状物，腰椎活动度严重受限，甚至消失。

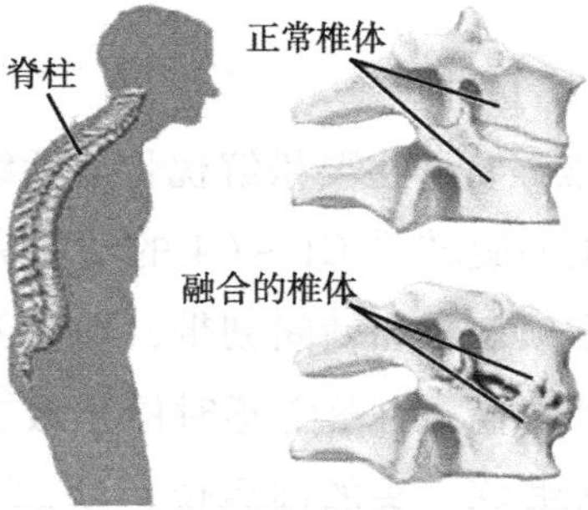

图 3-5 胸椎病变

【病因病机】

针刀医学认为，强直性脊柱炎是关节内部软组织损伤，导致力平衡失调，人体应力造成增生（韧带的硬化、钙化、骨化），所以早期针对病因治疗就显得非常关键，一方面增强气血，另一方面治疗关节内部软组织损伤及上下内外力平衡，标本同治，不使关节变形；在关节变形期，必有一个疼痛的过程，这个过程针刀介入治疗调整力平衡，包括关节内外、关节上下，使疼痛消失，平衡恢复，这时关节变形不再继续；至于后期关节变形，驼背弯腰畸形，临床没有任何症状的，一般归于纠畸，针刀可以打破人体平衡，让人体重建平衡来改善畸形，这个过程较长，需要牵引、器械、锻炼、中药等，一般不做为针刀门诊的治疗范围。

【针刀治疗】

（1）颈椎强直：主要松解枕骨上项线、寰枕筋膜和项韧带。头的旋转是 C1～C4 的功能完成的，针刀刺入该段颈椎项韧带和棘间韧带，切开关节囊，可以用鼓槌敲击针刀柄，有落空感时停止敲击。之后辅以手法，令患者锻炼。头的前后位运动主要责之于下 4 个椎体，针刀治疗以下段颈椎为主。

（2）胸椎强直：不能一次解决问题，需分次进行，每次松解 2～3 个椎体。用 2 号针刀，松解棘上韧带、棘间韧带的粘连和瘢痕、挛缩等，若韧带钙化或骨化，需用鼓槌敲击针刀柄，刺入韧带后切割关节囊。之后在牵引状态下按压胸椎，辅助松解。若有驼背一定要牵引 2～3 周。

（3）腰椎强直：针刀松解腰椎棘突、棘间韧带、关节突关节和横突间韧带。

【案例】

患者，46 岁，半年前腰痛，到医院检查诊断为强直性脊柱炎，后不能自己穿裤子、穿鞋，检查腰背部板硬。针刀治疗棘间韧带、骶棘肌，松解力度大，配合拔血罐。一诊患者即感轻松，治疗 3 次后已能自己穿裤子、穿鞋，甚为高兴。

按语：针刀治疗强直性脊柱炎，打开关节周围的力平衡，并不是针刀医学的最终理念。针刀医学看到的是力不平衡，产生的应力造成的结果，而并不是只对结果治疗，找出是什么原因造成的应力。在椎间盘突出的时候，我们找到的是棘上韧带的损伤，导致椎体的旋转；在强直性脊柱炎，我们找到的是关节内软组织的损伤，针刀进入关节内，切开关节内的粘连、挛缩、堵塞、瘢痕，是对因治疗！

十七、膝关节增生性关节炎

膝关节增生性关节炎是由于膝关节的局部损伤、炎症及慢性劳损引起关节面软骨变性，软骨下骨板反应性损伤，导致膝关节出现一系列症状和体征，由于上述病理改变的存在，临床上又常把增生性关节炎称为骨性关节炎。

本病主要临床表现为膝关节疼痛，行走不便，关节屈伸受限，下蹲及上下楼困难，或突然活动时有刺痛，常伴有腿软。膝关节伸到一定程度时引起疼痛，并且在膝关节的屈伸过程中往往发出捻发音，可出现关节积液，严重者有肌肉萎缩。

【病因病机】

针刀医学认为，本病是膝关节周围软组织发生粘连、瘢痕、挛缩和堵塞，使膝关节内部产生高应力点，病情进一步发展，在膝关节周围软组织起点与止点处形成硬化、钙化和骨化，最终形成骨刺、骨节错位及关节间隙变窄。骨质增生是人体代偿的结果。人体处在不停地变化中，成年以后，不正常的坐姿、站姿、行姿，导致人体力学不平衡，形成骨质增生，当失代偿的时候则出现症状。

【针刀治疗】

找到力的平衡点、线、面、体（图3－6），针刀调整即可解决临床疼痛症状。术后配合手法，从而调节膝关节内的拉应力、压应力和张应力的平衡，以恢复膝关节正常受力线。

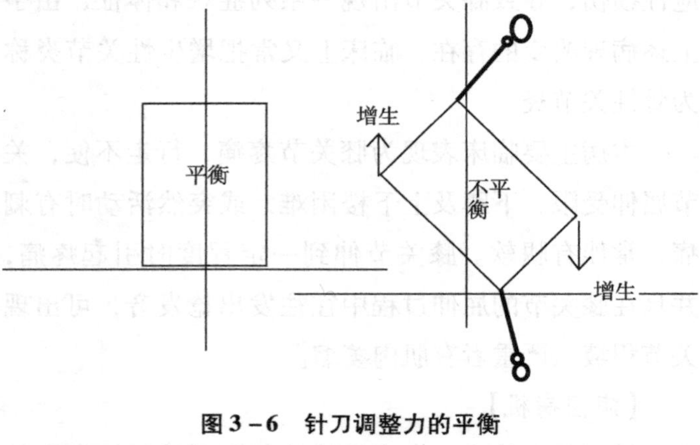

图3－6 针刀调整力的平衡

骨质增生的治疗点是以减轻拉力、压力、张力为主，使相应的应力减小或消失。由上图可以看出，骨质增生处并不是针刀治疗的唯一点，往往在形成增生的力的原发地进行治疗可以起到事半功倍的效果，就像阿基米德所说：给我一个支点，我就能撬动地球。什么是支点呢？针刀松解增生处是调节力的局部平衡，松解远点或原生点是调节力的动态平衡，这也是临床针刀治疗的窍门。

【案例】

（1）患者，53 岁，左膝关节炎，疼痛变形 1 个月，走路左膝前弓，平躺腿放不平，腰不疼。针刀治疗腰骶部、大转子、小转子，3 次后双腿已经平直，弯曲自如，走路如常。

按语：大转子的松解比较容易，小转子因为深部有股动脉，在腹股沟中点下 2cm 刺入针刀可以扎到小转子并避开股动脉，同时松解小转子上面附着的腰大肌，对膝关节炎，特别是膝关节变形者临床治疗意义很大。

（2）患者，56 岁。患双膝骨性关节炎多年，无法蹲下。针刀治疗腰椎、膝关节的髌骨周围和内外侧副韧带，手法轻浅，且不用麻醉药。几次治疗后患者已能蹲下。

（3）患者，62岁。患右膝关节骨性关节炎两年多，右膝关节严重变形，走路拄拐，影像学诊断为半月板磨损、骨质增生。医院建议手术置换膝关节，患者来诊询问有无不做手术的办法，详细告知针刀治疗的方法和预后，患者及其家属愿意尝试，遂进行针刀治疗。治疗经过不再赘述。

经过5个月的治疗后，患者基本可以平躺，直腿平放，走路平稳，身高也比以前增高。

按语：本病临床多见“O”形腿，治疗成功的比较多，但是弓形腿治疗的比较少。长期畸形导致股四头肌、髌韧带软组织损伤，代偿较厉害，在后期发现股四头肌萎缩、张力变小，这应该是治疗时间较长的主要原因，如果有条件应做小剂量的牵引和锻炼，可缩短疗程。

（4）某患者，诊断为脑梗继发肝豆状核变性。四肢屈曲不用，张力巨大，在某医院服中药，上肢功能改善，下肢改变不大，遂请求针刀治疗。开始治疗时两条腿的肌张力太大，不能分开，不能伸直，针刀松解配合中药、艾灸治疗，症状逐渐减轻。

治疗3个月后，患者腿已经能够自主地放在床面上，直腿抬高也能达到30°左右，检查髌骨僵硬，继续针刀松解髌骨周围软组织，取得了良好疗效。

（5）患者，43 岁，左侧膝关节疼痛一年多，尝试过多种治疗方法，不能解决，遇冷天加重，身体条件可，来诊时诉腰部冷天有时疼，有时不疼。诊断：腰膝部风湿。针刀松解腰部和膝部，手法轻浅，当时即感轻松，配合独活寄生汤加减，祛风除湿活血补肾。

治疗 3 次，患者已行走如常，未再犯。

十八、跟骨骨刺

骨刺即骨质增生，跟骨骨刺是由于肝肾不足或久病体虚，引起足底部组织退化；或因体虚肥胖，造成足底部皮肤及皮下脂肪负担过重，引起组织退化；亦有跟骨骨刺发生于跟骨底面结节部前缘，使跖腱膜和足趾短肌在附着处受累，牵拉骨刺而致疼痛。X 线上有或无骨刺表现。

【病因病机】

针刀医学认为，本病是由于跖腱膜劳损，引起跖腱膜起点的粘连、瘢痕，长期应力集中，导致跟骨骨质增生。其病变关键点有两个，即跖腱膜中央部和跖腱膜内侧部。

【针刀治疗】

针刀松解跖腱膜中央部和跖腱膜内侧部，即可有效缓解足跟痛的症状。针刀治疗本病是对挛缩的跖腱膜进行松解，不是用针刀去刮除、切断骨质增生。

骨质增生是人体代偿的结果，它本身不是引起疼痛的主要原因，跖腱膜的粘连瘢痕、起点处的应力集中才是引起疼痛的根本原因，故针刀松解跖腱膜的粘连、瘢痕和挛缩后，疼痛即可消失。

【案例】

患者，48 岁。足跟痛 1 年，反复不愈，检查腰部不疼痛，左侧足跟部和外侧足跟部有痛点。针刀治疗腰部（调整大力线）和足跟部痛点（调整局部力线），针刀不刺到骨面，用闪电针法。治疗结束后，患者蹦跳、跺脚当即不疼，后再未犯。

十九、肩周炎

肩周炎，俗称肩凝症、五十肩、漏肩风，好发于 50 岁左右的人群，主要临床表现为肩关节活动时疼痛、功能受限。

【病因病机】

针刀医学认为，肩周炎是一种典型的自我代偿性疾病。由于局部的一个病变点，如肱二头肌短头起点损伤后，人体为了保护和修复受伤的软组织，必然限制肩关节的功能，但肩关节周围的结构长期在异常的解剖位置进行活动，从而导致肩关节周围的肌肉、韧带、滑液囊进一步损伤，在其内形成广泛的粘连、瘢痕，最终导致肩关节功能严重障碍，甚至引起关节强直。其发病的关键部位是肩峰软组织、喙突、三角肌上滑囊、冈上肌腱止点。

【针刀治疗】

针刀治疗第一步调颈椎，第二步松解肩周三点。

（1）喙突：喙突是锁骨下方外侧，靠近肩关节处的骨性突起。在前后活动胳膊时，肩前部有一个动点，骨突的位置会动，即喙突，在其内侧进针刀松解。

（2）三角肌上滑囊：此点也叫“抬肩穴”，具体位置在肩峰下 2cm，进行针刀松解。

（3）冈上肌腱止点：冈上肌起于肩胛骨冈上窝，肌腱在喙肩韧带及肩峰下滑液囊下、肩关节囊之上通过，止于肱骨大结节，在此处进行针刀松解。

【案例】

患者，52 岁。突发左侧肩周炎，平日喜饮酒，医院检查无实质性病变，左侧胳膊抬起受阻，晚上睡觉疼痛加重，诊断为肩周炎。针刀治疗 5 次，症状逐渐减轻。治愈后至今 5 年未犯，身体健康。

1932年，医学家Girdleston曾说过：我们现代方法所具有的机械作用，其本身就包含危险，这种危险就是手术者（或者是患者）忘记了愈合可以促进而不能强求这一点。骨就如同植物，其根扎在软组织内，当其血管连接遭到破坏时，它所需要的通常不是细木工匠的高超技术，而是园丁的耐心呵护和理解。

朱汉章教授在世时，曾经描绘过“人体气候学”的蓝图，在以后的日子里，我们将继续研究、探讨他的学术思想，将针刀医学发扬光大。

二十、网球肘

网球肘即肱骨外上髁炎，好发于经常做前臂旋转、伸屈肘关节运动的劳动者或运动员，大多由积累性损伤引起。一般起病缓慢，因急性损伤而发病者较为少见。发病后疼痛涉及肩前部和前臂，局部有时会出现轻度肿胀，活动前臂后疼痛加重，不能做握拳、旋转前臂动作，握物无力，严重者握在手中的东西会自行掉落。临床检查痛点固定，前臂伸肌紧张试验阳性（患者肘关节伸直，前臂旋前位做腕关节的被动屈曲，引起肱骨外上髁处疼痛者为阳性）可以确诊。

【病因病机】

针刀医学认为，肱骨外髁滑膜的粘连、挛缩、瘢痕、堵塞，导致外上髁屈伸不利，局部力平衡失调而引起疼痛。

【针刀治疗】

针刀将损伤肌腱的粘连松解、瘢痕切开，使局部的力平衡得到恢复。

【注意事项】

本病一般三四次针刀治疗可痊愈。若4次针刀治疗后无明显疗效，应考虑是否合并颈椎病。如有颈椎病等其他表现，应按颈椎病进行治疗。

【案例】

患者，50岁，手指关节痛，医院检查类风湿因子，没有阳性发现，于是拟针刀治疗，除局部治疗外，同时调整颈椎动态平衡。先后治疗3次，疾病痊愈。

二十一、腰椎间盘突出症

腰椎间盘突出症是腰椎间盘因外伤或腰部软组织慢性劳损导致纤维环破裂，髓核从破裂处突出或脱出，压迫脊神经或马尾神经而出现的病症。临床表现以腰腿放射性疼痛、下肢及会阴区感觉障碍为主，严重时导致下肢瘫痪。

【病因病机】

针刀医学认为，本病的根本原因是椎间盘退变，腰椎出现持续的旋转压力，椎间盘纤维环破裂，椎间盘突进椎管，神经根在椎间孔形成粘连，导致腰腿疼痛。

【针刀治疗】

针刀整体松解腰段软组织的粘连、瘢痕、挛缩，术后辅以手法调节腰椎的微小错位，从而调节腰椎管的形态结构，改善腰椎管容积，恢复神经根的正常通道。

本病临床可分为两种类型：第一种为神经根型，针刀松解棘间韧带、椎间孔外口，术后做直腿抬高加压手法，令患者平躺，助手压住患者骨盆，术者用手抬高患腿，达到最大限度时再用力向上弹压一下。第二种是脊髓型，也叫中央型，针刀除在中间进行松解外，还需在椎间孔两边进行松解。术后令患者俯卧，术者抬高小腿至最大限度后徐徐放下，反复操作3~4次，使椎间盘复位。

【案例】

（1）患者，18岁。高中毕业准备上大学时发现腰椎间盘突出症，反复保守治疗半年，越治越重，来诊时被动体位，不能弯腰。针刀松解棘上韧带、骶棘肌，当时好转，治疗3次后行动自如。上大学后，遗留左侧坐骨神经出口疼痛，针刀治疗后缓解，但不治疗即疼。我怀疑骶髂关节有问题，嘱患者父亲带其去医院检查HLA－B27，诊断为阳性，后一直以中药加艾灸治疗，配合手法拉伸骨盆。现已大三，一切如常，暑假还去西藏旅游。

（2）患者，28岁，基层医生，确诊为腰椎间盘突出症，压迫神经症状明显。自述腰不疼，坐骨神经痛已两年多，CT显示L4～L5膨出、L5～S1椎间盘突出，症状与突出部位相符。针刀医学认为，本病是棘上韧带滑到棘突的一侧，导致椎间孔狭窄，神经根粘连，坐骨神经代偿性疼痛，治疗时应将腰椎的旋转力向好的方向转化，治疗选L5～S1的棘间韧带，用4号针刀刺入棘间韧带1cm左右，碰到硬结处进行切割，可做提插动作，此时患者腿疼的一边突然感到轻松，出针，治疗后下蹲、弯腰、走路未见异常，嘱患者蹦跳几下，起初患者不敢，在我的鼓励下蹦跳，也未感觉到任何不适。

腰椎间盘突出小结

1. 腰椎间盘突出不是病，是人体在代偿时的附属品。

2. 只有将神经根挤到无法自我自由行动时，才会出现症状。

3. 腰椎间盘突出的根本原因是腰椎出现持续的旋转压力，椎间盘纤维环破裂，椎间盘突进椎管。

4. 出现症状的原因是神经根在椎间孔的粘连。如果是压迫，出现的是腿麻而不是腿疼，而椎间盘突出来诊的患者大部分主诉腿疼而不是腿麻。

5. 治疗为针刀切割腰椎不正常的旋转力，使固有的旋转力停止或向相反方向旋转。

二十二、滑囊炎

滑囊炎是指滑囊的急慢性炎症。滑囊是结缔组织中的囊状间隙，由内皮细胞组成的封闭性囊，内壁为滑膜，有少许滑液。少数与关节相通，位于关节附近的骨突与肌腱或肌肉及皮肤之间，在摩擦力或压力较大的地方都存在滑囊。其主要作用是促进滑动，并减少人体软组织与骨组织间的摩擦和压迫。膝关节有二十几个滑囊，肩关节有十几个滑囊，所以滑囊炎以膝关节和肩关节多见。

本病的临床表现主要是疼痛（静息痛），局限性压痛和活动受限。

【病因病机】

针刀医学认为，滑囊炎的产生与关节的受力不均有很大关系。滑囊受到损伤后，形成瘢痕、堵塞，造成关节囊代谢障碍而产生上述临床表现。

【针刀治疗】

针刀松解疼痛关节周围挛缩、粘连、堵塞、瘢痕的软组织，调整动态平衡，即可有效缓解滑囊炎静息痛的问题。如果是膝关节滑囊炎，需要调整腰部平衡，改变膝关节的受力情况，可促进局部炎症和积液的吸收。

【案例】

患者，54 岁。肩关节不能上举，保守治疗一年余而无效。来诊检查三角肌上滑囊有痛点，令患者平卧，取针刀在肩峰下 2cm 处快进快出，另一手大拇指按压在针眼上，把囊里的压力释放掉，然后让患者举肩至不能抬起，再用力一弹压结束。1 次治疗后患者痛苦消失。

二十三、痛经

痛经是指在经期前后或行经期出现下腹疼痛或其他不适，影响工作及生活者，分为原发性及继发性两种。针刀治疗对原发性痛经效果较好。本病主要临床表现为下腹疼痛

下腹疼痛是痛经的主要症状，疼痛常于经前数小时开始，逐渐或迅速加剧，呈阵发性绞痛，持续时间长短不一，并伴有恶心、呕吐、腹痛、腹泻、头痛、烦躁、四肢厥冷、面色苍白等全身症状。

【病因病机】

针刀医学认为，本病是由于经期及其前后子宫收缩，脊柱区带力平衡失调，引起腰腹部软组织痉挛，从而导致疼痛。

【针刀治疗】

针刀松解八髎穴、关元穴及小腹局部痛点：先取八髎穴中的上髎、次髎，用针刀刺激或进入孔边剥离一下进入盆腔的神经，然后刺激任脉的关元穴。最后用针刀松解小腹疼痛部位痉挛的肌肉。

【中药配合】

中药可配合乌梅丸、柴胡疏肝散、桃仁承气汤加减等补益气血、温脾健肾、活血化瘀。

【案例】

患者，23 岁，未婚，自月经始来便开始疼痛。针刀治疗腰骶部、关元穴，配合痹通药酒 1 瓶（250mL），每天口服 5mL。治疗 3 次后，随访一直未犯。

八髎穴

《针刀医学原理》临床篇在妇科治疗方面重点介绍了八髎穴，此处覆盖着棘上韧带、骶棘肌，是针刀医学中重要的治疗点。针刀治疗八髎穴相当于椎间孔的松解，临床上几乎所有的妇科病都要在这里选点。第一，松解了神经，增大了电流；第二，改变了脊椎在此处的劳损，恢复了脊柱的动态平衡和力平衡；第三，这个位置是人整个上下躯体的枢纽，“地基不稳，地动山摇”，影响巨大。

二十四、甲状腺功能亢进症

甲状腺功能亢进症简称“甲亢”，是由于甲状腺合成释放过多的甲状腺激素，造成机体代谢亢进和交感神经兴奋，引起心悸、出汗、进食和便次增多、体重减轻，多数患者伴有突眼、眼睑水肿、视力减退等症状。

【病因病机】

现代人低头时间比较长，颈椎前倾多、后仰少，导致颈前部的气血运行不畅，位于颈前部的甲状腺往往受累。

针刀医学认为，颈椎的过分前倾导致了甲状腺血运不畅，甲状腺激素分泌亢进。另外，颈椎前方的交感神经受到挤压，交感神经反应性功能亢进也是引起临床症状的主要原因。

【解剖】

甲状腺的位置在喉结两旁的下方，呈“H”形，吞咽时可随喉部上下移动。甲状腺有两层被膜：气管前筋膜包绕甲状腺形成甲状腺鞘，称为甲状腺假被膜（外膜）；甲状腺自身的外膜伸入腺实质内，将腺体分为若干小叶，即纤维囊，又称甲状腺真被膜（内膜）。甲状腺的血运由甲状腺动脉和甲状腺静脉组成，血管分布在甲状腺外周，甲状腺体血管较少。

【针刀治疗】

第一步，针刀松解颈后的项韧带，使项韧带活动性加强，带动颈椎向后移动；第二步，针刀松解局部甲状腺。

根据针刀的安全入路原则，针刀在甲状腺体下部1/3，或是病变（如结节、肿瘤）的下部斜刺进入，扎到内膜后改成平刺，通透剥离，将粘连、挛缩、堵塞、瘢痕的内膜切开，重新建立甲状腺新的电生理线路，恢复甲状腺的正常功能。

【中药配合】

葛根汤、半夏泻心汤随症加减。

【案例】

患者，32 岁。患甲状腺肿瘤，位置在甲状腺右侧，手术 1 个月后，左侧又发现肿瘤，患者不愿意手术而来诊。按照上述方法进行针刀治疗，并配合中药调理，症状很快消失，后又怀孕生下一子。

破体以致用

“破体以致用”是针刀医学一个非常伟大的思想。人体出现问题会自然修复，这便是代偿，但也有失代偿的时候，就会出现症状。此时称为不用或用之不利。中医基础理论的核心——辨证论治，就是从因、机、证、治几个方面来解决“用”的问题。但是，在古代条件下，疾病种类远远没有现在多。随着时代的发展、信息社会的发达、生活节奏的迅猛发展，现代人的病已经跟古代不一样了，所以就要有新的对策以应对当代的情况。因此人们常说：遵古而不泥古。

二十五、慢性盆腔炎

盆腔炎指内生殖器（包括子宫、输卵管和卵巢）及其周围结缔组织、盆腔腹膜的炎症，可局限于某部位，也可涉及整个内生殖器。本病一般由急性期未经彻底治疗转化而来，主要症状为下腹坠胀、疼痛，腰骶部疼痛，在劳累、性生活后和经期加剧，常伴月经不调、白带增多。

【病因病机】

针刀医学认为，本病是由内脏器官慢性软组织损伤、脊柱区带病理变化和电生理线路紊乱，导致盆腔的动态平衡失调所致。

【针刀治疗】

针刀松解腰骶部八髎穴，疏通盆腔神经的电生理线路，增大电流，增强正气，使人体自我调节功能加强。

【案例】

患者，34 岁。常感腹部下坠，医院行 B 超检查有盆腔积液，诊断为慢性盆腔炎。针刀按上述方法治疗 3 次，1 周 1 次，配合中药独活寄生汤加减，3 次后病愈。

二十六、小儿疳积

疳积是由于喂养不当或其他疾病的影响，使脾胃功能受损，气液耗伤而形成的慢性病证。疳积是疳证和积滞的总称，5 岁以下小儿多见，临床以腹泻或便秘、呕吐、腹胀为主要症状。古人有“无积不成疳”“积为疳之母”的说法。随着生活水平的提高和医疗保健事业的发展，本病的发病率明显下降，特别是重症患儿明显减少。

【针刀治疗】

经外奇穴四缝，位于第 2 ~5 指掌面，第 1、2 节横纹中央（图 3 –7）。

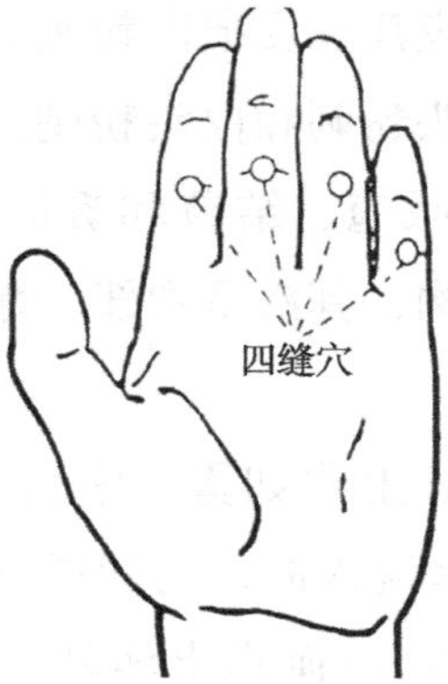

图 3 –7 四缝穴

【案例】

患者，4 岁。平时吃饭不好，营养不良，用 4 号针刀在中指四缝穴刺一针，挤出黄水。治疗后饮食转佳，身体好转。

二十七、面部痤疮

痤疮俗称青春痘、粉刺、暗疮。中医学称面疮、酒刺。本病多发于头面部、颈部、前胸后背等皮脂腺丰富的部位，是皮肤科常见病、多发病。痤疮的发病与遗传因素、激素分泌、胃肠障碍、使用外搽药物、化妆品使用不当等有关。

本病临床表现主要有两种皮损：非炎症性皮损和炎症性皮损。非炎症性皮损即粉刺。依据粉刺是否有开口，又分为黑头粉刺和白头粉刺。炎症性皮损有多种表现：丘疹、脓疱、结节和囊肿。皮损好发于面颊、额部和鼻唇沟，其次是胸部、背部等。

【病因病机】

中医学认为，上焦如雾，中焦如沤，下焦如渎。“渎”的意思是水流入海，泥沙俱下，人体内的排泄物随大小便或者是经血排出体外。这一功能出现问题，如大便秘结、月经不调，下焦功能发挥失常，导致血液毒素增多，在面部发出；或者青少年生长发育旺盛，新陈代谢加快，毒素没有完全排出体外，积于面上，导致面部痤疮的发生。

针刀医学认为，本病是各种原因致颈椎负荷加重，面部电生理线路不畅通所引起。

【解剖】

颈椎有 4 条血管上头，分别是前面两条颈动脉和后面两条椎动脉，颈动脉又分颈内动脉和颈外动脉，颈外动脉的血液供应面部，一条动脉必跟随一条静脉。如果颈动脉、颈静脉受到压迫，血液循环出现障碍，面部出现痤疮就不足为奇了；再者，椎动脉上升入颅后汇集成椎 - 基底动脉，供应脑干的血液，脑干发出面神经支配面部，所以，颈后的调整是非常必要的。

【针刀治疗】

想要治上，必先调下。针刀治疗颈椎，松解项韧带，使颈椎动态平衡恢复。

【案例】

患者，38 岁。因面部痤疮来诊，前额、面部红斑累累，身上没有，脉象沉细，舌苔白厚腻。

中医诊断：寒湿内困，湿热上浮。

治法：健脾利湿。

拟方：茯苓 10g，桂枝 10g，陈皮 10g，半夏 10g，

干姜6g，大枣6g，甘草6g，泽泻8g，牡丹皮8g。

6剂，水煎服，1天1剂，分两次服用。

针刀松解后背华佗夹脊穴，重点在颈、腰、胸三段，嘱服完中药再来复诊。

1周后，患者复诊，诸症好转，患者建立信心，愿意配合治疗。守上方，临证稍有加减，如添加补肾的枸杞子、调理肝气的香橼等。针刀治疗半个月1次，调理半年，诸症消除。

二十八、面部黄褐斑

面部黄褐斑是发生于颜面部的局限性淡褐色至深褐色的色素沉着性皮肤病，多见于中青年妇女，一般认为与内分泌激素代谢异常有关。

【病因病机】

针刀医学认为，本病是由于头面部力平衡失调，出现粘连、瘢痕、挛缩，导致皮肤应力异常。随着病情的发展，面部软组织的粘连和瘢痕又引起颈部的粘连和瘢痕，卡压了支配面部的神经和血管，局部微循环障碍，引起皮肤色素沉着。

【针刀治疗】

调整颈椎的动态平衡，针刀松解颈椎，已经不能像治疗面部痤疮那样简单地松解项韧带了，还包括松解前面的前、中斜角肌，有颈椎病或颈椎相关疾病要一并治疗。

【案例】

患者，46岁。面部黄褐斑，月经量少，体瘦，眠差，脉细数。

中医诊断：阴虚火旺。针刀治疗颈椎、胸椎及双侧前斜角肌，浅刺轻刺，配合中药六味地黄汤加减。

治疗3次后，睡眠好转，面部黄褐斑转淡、范围减小。后继续治疗几次，患者满意，治疗结束。

二十九、荨麻疹

荨麻疹俗称风疹块，是由于皮肤、黏膜小血管扩张及渗透性增加而出现的一种局限性水肿反应。病程可迁延数日至数月。其主要临床表现为浑身瘙痒，有块状成团，疹子遍布。

【病因病机】

针刀医学认为，皮肉不和是本病根源。皮与肉的关系非常密切，皮肤有无数个毛孔，出汗时可将体内毒素通过毛孔排泄到体外。皮肉的运动也是非常契合的，皮肉之间毛孔不对，导致毒素排泄不畅，淤积在肉外、皮下而发瘙痒。

【针刀治疗】

针刀治疗可松解下列穴位。

（1）大椎穴：大椎为督脉上的要穴，有通阳降气的作用。

（2）心俞穴：背部膀胱经穴位，心经背俞穴，调节电生理线路。

（3）后溪穴，曲池穴。

（4）三阴交、血海或百虫窝穴。

【中药配合】

中医学认为，气血不和为本病根源，治风先治血，血行风自灭，故临床可配合疏风解表、清热解毒、凉血清营方剂，如麻黄汤、葛根汤或清营汤。

【案例】

患者，34岁。患荨麻疹多年，一进办公室身上就痒，以前以为是甲醛过敏，吃西药常反复。针刀治疗大椎、心俞、曲池、后溪、血海、三阴交，口服痹通药酒。1周1次，治疗5次，至今8年未再犯。

三十、神经性皮炎

神经性皮炎是以阵发性皮肤瘙痒和皮肤苔藓化为特征的慢性皮肤病。本病初发时仅有瘙痒感，由于搔抓及摩擦，皮肤逐渐出现粟粒至绿豆大小的扁平丘疹，坚硬而有光泽，呈淡红色或正常皮色，散在分布。本病为慢性疾病，症状时轻时重，容易复发。

【病因病机】

针刀医学认为，局部电生理线路异常，引起局部瘙痒，皮疹、皮屑，皮肤增厚，颜色改变。

【针刀治疗】

针刀在皮疹部位通透剥离，建立一个从上到下、从里到外的电生理线路。皮损在头面部，针刺颈椎；在胸背部，针刺胸椎；在腰腿部，针刺腰椎。从整体到局部调整电生理线路，可以彻底解决复发的问题。

【中药配合】

痹通药酒外用，使通则不痛、荣则不痒。

【案例】

患者，46 岁。小腿外侧神经性皮炎多年，夏天不敢穿裙子，来诊后拟针刀治疗，局部通透剥离，双针齐下，接通电生理线路，外用痹通药酒，中间患者诉膝关节疼痛，针刀腰膝一并治疗，3 次以后治愈，至今未犯。

按语：临床上经常会碰到患者来诉症状，本在局部，针刀治疗后又陈述他处不适。我发现，患者主诉的病痛基本上都有根结，不在腰椎就在颈椎，所以既然是辨因论治，层次又有所不同，从局部到整体，从小修到大整，可以加快局部问题的解决，临床意义重大。

三十一、静脉曲张

静脉曲张是指由于血液淤滞、静脉管壁薄弱等因素，导致静脉迂曲、扩张，常发生在下肢。临床表现为皮肤表面血管明显突出呈团状或结节状，像蚯蚓一样，肢体有针刺感、奇痒感、麻木感、灼热感等异常感觉，表皮温度升高，有痛感。

【病因病机】

针刀医学认为，静脉曲张是电生理线路出现问题。

【针刀治疗】

（1）局部通透剥离，使里外相通、上下相通，针刀治疗时令出血、出水，可以加拔罐。

（2）针刀松解腰椎或膝关节，进行整体调理。

【中药配合】

局部外用痹通药酒活血化瘀。

【案例】

（1）患者，46岁。左小腿丹毒两年，反复不愈，近3个月加重，疼痛导致夜晚不能睡觉。查体：左小腿红肿发热，左膝有一手术瘢痕，自述车祸骨折做膝关节手术。针刀局部通透疏通剥离，双手齐下（术者双手拿针刀同时刺入，交替通透剥离），出针后局部出血多，同时调整腰椎的平衡。配合中药用独活寄生汤，外用痹通药酒消毒、活血。治疗10多次，患者现在皮肤完好，再未复发。

（2）患者，48岁。早期由于静脉曲张做手术，最近几年做过手术的腿有酸胀疼痛感觉。针刀治疗1次，患者即感到轻松。

长期静脉曲张，导致静脉瓣膜缺陷，可以嘱咐患者少走路、脚抬高，有利于瓣膜的修复。

三十二、颈椎病

颈椎病是因颈椎间盘变性、颈椎骨质增生所引起的，以颈肩痛，放射至头枕部或上肢，甚者出现双下肢痉挛、行走困难、四肢瘫痪为主要表现的综合征。

西医学认为，本病主要由于颈椎长期劳损、骨质增生，或椎间盘脱出、韧带增厚，致使颈椎脊髓、神经根或椎动脉受压，导致一系列功能障碍的临床综合征。

颈椎病目前主要采用的是西医分型，如颈型、椎动脉型、神经根型、脊髓型、交感型及混合型。

【症状】

（1）眩晕：是椎动脉型颈椎病患者的常见症状。

（2）头痛：椎动脉型颈椎病的患者在发病时，头痛和眩晕症状一般同时存在。

（3）视觉障碍：椎－基底动脉系痉挛，继发大脑视觉中枢缺血，部分患者可出现视力减退或视野缺损，甚至导致失明。

（4）突然摔倒：患者在颈部旋转时，突然感到下肢发软而摔倒，但需与其他脑血管疾病进行鉴别。

颈椎病临床表现各异，除上述表现外，不同类型颈椎病还有各自症状。

【病因病机】

（1）劳损：长期使头颈部处于单一姿势，如长时间低头工作，易发生颈椎病。

（2）头颈部外伤：50%的脊髓型颈椎病与颈部外伤有关。一些患者因颈椎骨质增生、椎间盘突出病变等使颈椎管处于狭窄临界状态中，颈部外伤常诱发。

（3）不良姿势：如躺在床上看电视、看书，以及高枕、坐位睡觉等，长此以往，颈椎代偿增生。

（4）慢性感染：主要是咽喉炎，其次为龋齿、牙周炎、中耳炎等。

（5）风寒湿因素：外界环境的风寒湿邪可以降低

机体对疼痛的耐受力，使肌肉痉挛、小血管收缩、淋巴回流减慢、软组织血循环障碍，继之产生无菌性炎症。

（6）颈椎结构发育不良：先天性小椎管、颈椎退变等是一些颈椎病的病因。

针刀医学认为，颈椎病的根本原因是颈椎的动态平衡失调、力平衡失调，颈部的软组织损伤造成粘连、堵塞、瘢痕和挛缩，韧带硬化、钙化、骨化，颈段骨关节移位，这些都可以导致神经、血管不通畅或卡压，引发临床表现。

颈椎病自我诊断

1. 检查颈椎活动度：头缓慢向各个方位旋转，感觉颈部是否出现疼痛。

2. 检查颈椎出问题的部位：微微低头，从最突出的第 7 颈椎开始往上，用手轻轻按压颈椎及左右两侧。如果出现压痛或摸到条索状、砂粒状硬块，可能就是颈椎问题的所在。

【针刀治疗】

颈椎病治疗的根本原则，是促使颈椎恢复原有正常、稳定的生物力学结构。针刀医学将颈椎病分为以下几种类型。

（1）寰枕筋膜挛缩型：患者俯卧，术者从风府穴下2cm倾斜刀身45°刺入到颅底骨面，沿骨面向里移动，有落空感即回针刀在颅底骨面铲切2～3下，出针。

（2）寰椎前、后移位：选取寰椎横突、后结节，按前、中、后三个方位进行针刀松解，然后用牵引器辅助复位。

（3）寰椎侧方旋转：针刀治疗旋转一边的寰枕筋膜、寰椎横突，然后牵引10分钟，再辅以手法复位，固定2～6周。

（4）寰椎侧方移位：针刀松解第1颈椎横突，并在牵引状态下进行手法复位。

落枕是颈椎病的信号

落枕说明颈椎周围的韧带已松弛，失去了维护颈椎关节稳定的功能，称为“颈椎失稳”，而且椎关节可能已发生“错位”，可累及椎间盘，使骨质增生加速，发展成颈椎病。

【案例】

患者，63岁。颈椎间盘突出，手麻、肩酸，针刀医学认为是颈椎软组织劳损，在颈下段项韧带、斜角肌、喙突、肩胛冈下肌处松解。治疗 3 次后，手麻减轻，又诉同侧膝关节疼痛，针刀一并治之。针刀治疗 6 次后，诸症全消。

颈椎病四大误区

1. 不恰当的反复牵引：颈部牵引是目前治疗颈椎病较有效的方法之一，但不恰当的反复牵引可导致颈椎附着的韧带松弛，加快退行性病变，降低了颈椎稳定性。

2. 反复盲目按摩、复位：颈椎病发病机理复杂，在做按摩复位治疗前必须排除椎管狭窄、严重的椎间盘突出、颈椎不稳定等，脊髓型颈椎病禁止重力按摩和复位，否则极易加重症状，甚至可导致截瘫。

3. 不注意颈椎生理弯曲的恢复：盲目牵引使颈部的肌肉韧带等长期处于非生理状态，会造成慢性损害，所以在治疗过程中应注意颈椎生理弯曲的恢复和保持。

4. 轻视颈椎病的预防：长期固定一个姿势，容易造成颈部软组织劳损，逐渐发展为颈椎病。

三十三、椎管狭窄症

椎管狭窄症是指各种形式的椎管、神经根管及椎间孔狭窄，包括软组织引起的椎管容积改变及硬膜囊本身的狭窄。

【病因病机】

针刀医学认为，本病的根本原因是由于椎体旋转扭曲的压力造成的，多个椎体受到牵连即可发生椎管狭窄。

【针刀治疗】

针刀松解棘上韧带、骶棘肌，或棘间韧带、髂肋肌、腰肋韧带；在腰骶部松解髂腰韧带，胯部松解梨状肌坐骨神经出口；同时要调整脊柱，使之停止旋转或向反方向旋转。

【案例】

患者，73 岁。椎管狭窄，走路不稳，腿麻脚麻。针刀治疗 3 次后，便可拄拐行走，6 次后仍诉腿麻、脚麻，10 次后患者已会走，腿脚利索。后其子带其他患者来诊，问其父情况，言恢复得不错。

三十四、腱鞘炎

由于手指伸屈频繁，屈指肌腱和腱鞘常因摩擦劳损而发病，尤其以拇指和食指腱鞘炎最为常见。主要临床表现为患指伸屈受限，多在指掌侧，指横纹处疼痛或有肿胀，严重者不能拿筷子、扣纽扣。在压痛点处多可触及条索状、块状硬结。

【病因病机】

针刀医学认为，屈指肌腱鞘损伤后，引起粘连、瘢痕和挛缩，造成局部力平衡失调，产生上述临床表现。

【针刀治疗】

针刀切开腱鞘纤维环，手指部的力平衡即得到恢复。

人体有强大的自我破坏力

针刀治疗腱鞘炎，不只是将开放式手术变成了闭合式手术，创伤更小，不留瘢痕，更重要的是，针刀将狭窄的腱鞘割破了一个不到 1mm 的小口，犹如衣服用针穿梭几下后还能穿，如果用美容剪轻浅剪一下，则不能再穿，说明狭窄的腱鞘不是针扎的眼，而是小针刀割的口，长不住了。人体会趁这个机会，伸缩一下，展示一下。首先是其他腱鞘的拉扯，其次是机体活动的本能，即使剪的口不够大，在一段时间里重新修复，会越来越自如，这就是人体强大的自我破坏能力。

【案例】

患者，50岁。右手大拇指腱鞘炎，针刀1次松解3针，半个月后回访，一切如常。

按语：劳损点很容易找，但松解程度不好掌握。针刀先松解狭窄的腱鞘，然后在旁边和后面寻找两个点刺入，可以恢复整条肌腱的功能。就像开一个门，光从门的中心进入，不如在两边再打两个洞，中间的肌腱就更快、更容易通过了。

三十五、带状疱疹后遗症

带状疱疹后遗症是由水痘－带状疱疹病毒感染引起的一种以簇集状丘疱疹、局部刺痛为特征的急性病毒性皮肤病。该病毒潜伏于脊髓后根神经节的神经元中，当细胞免疫功能下降时被激活而发病。

本病好发于皮肤与黏膜交界处，特别是口角、唇缘、鼻孔周围。患处往往先有感觉过敏和神经痛，随后出现潮红斑，继而变化为成簇而不融合的粟粒至黄豆大水疱，疱液澄清或混浊。陆续发疹，常依次沿神经呈带状分布，各簇水疱群之间皮肤正常。数日后水疱干涸、结痂，愈后遗留暂时性淡红斑或色素沉着。皮损常发生在身体的一侧，沿某一周围神经分布区排列，一般不超过中线，多见于肋间神经或三叉神经第

1 分支区，亦可见于腰腹部、四肢及耳部等。

【病因病机】

针刀医学认为，水痘 - 带状疱疹病毒易潜伏于人体，处在人体能调节的范围内，可不发病。当人体由于长期不正确姿势导致脊柱区带软组织损伤或骨关节移位，造成沿相应节段的感觉神经受压、牵拉、卡压，从而表现出沿神经分布区的疱疹性改变。

【针刀治疗】

针刀松解配合手法复位。颈面部，治疗颈椎；胸肋部，治疗胸椎；腰腿部，治疗腰椎。

【案例】

（1）患者，19 岁。腰部带状疱疹 5 天，针刀松解 L1 ~ L2 棘上韧带，配合手法复位，口服痹通药酒，1 天 5mL，外用药酒涂擦。治疗 3 天后结痂，1 周后复原。

（2）患者，56 岁。带状疱疹后遗症，背部疼痛彻夜不能睡眠。针刀松解 T5、T6 棘上韧带，配合手法（患者俯卧，吸气，呼气末术者用双手叠压向下推，闻“咚”的一声，即小关节对位，让患者起身），治疗后感觉舒爽，呼吸顺畅。

（3）患者，女，65 岁。单侧下肢疱疹后遗症，针刀松解腰部棘上韧带，治疗 1 次后即有效。第二次来诊询问腰椎以前有无问题，答曰：几年前椎体滑脱，治愈。遂告知，这次的带状疱疹后遗症还是腰椎的力平衡失调，调整腰椎平衡就能解决腿疼症状。

按语：疱疹后遗症是多年来困扰临床医生的问题，治疗繁琐，疗效不能令人满意。针刀治疗简单实用，临床应推广，惠及大众。

三十六、痛风

痛风是由单钠尿酸盐沉积所致的晶体相关性关节病，与嘌呤代谢紊乱和（或）尿酸排泄减少所致的高尿酸血症直接相关。

本病一般发作部位为足大趾、踝关节、膝关节等，急性痛风多在发作部位出现红、肿、热、剧烈疼痛等，常在夜间发作，令人从睡眠中痛醒。

【针刀治疗】

针刀在局部松解关节囊，然后配合拔罐，可以反复操作。

【案例】

患者，30岁。2015年1月22日初诊，左脚外踝痛半个月，输液后疼痛依旧。以前在他处做过针刀治疗及刺络放血，疗效欠佳。来诊后依然选择小针刀治疗，整体调理，以腰椎为主，患者左腿比右腿长，针刀调整1次，配合腰椎理疗，治疗7天。

2015年1月29日二诊：痛风，双脚痛，现右脚重、左脚轻，痛点以外踝关节为主，因着急回家过年，针刀治疗1次，嘱患者回家艾灸，1天2次。

2015年2月7日三诊：双踝关节疼，右侧重，针刀治疗1次，艾灸7天。治疗第3天脚外踝痛，仍然艾灸。过完年，回访患者，已治愈。

按语：临床此类患者较多，针刀往往能起奇效。曾治疗一个痛风结石的患者，因为痛风石较大，普通鞋穿不上，针刀治疗后能买鞋穿了。可见，针刀可化石排石，首先是排毒的渠道要通畅，其次人体的能量要有足够的储备。

三十七、慢性扁桃腺炎

扁桃腺是近喉部两侧的多个腺体组织，因为外形像扁桃一样而得名。扁桃腺是免疫系统的一部分，主要作用是帮助身体对抗感染。

慢性扁桃腺炎是由于急性扁桃腺炎反复发作或因隐窝引流不畅，窝内细菌、病毒滋生感染而演变为慢性炎症。小儿反复感冒，容易形成慢性扁桃腺肿大不消，进一步发展，肿大的扁桃腺经常发炎，患者常陷入免疫力低下的恶性循环里不能自拔。

【病因病机】

针刀医学认为，扁桃腺肿大、发炎，软组织增生，腺管不通是导致本病的根源。

【针刀治疗】

针刀松解肿大的扁桃腺，会有血流出，局部压迫止血。

【中药配合】

银翘散加减。

【案例】

患者，2岁。慢性扁桃腺肿大，经常输液打针而疗效欠佳，来诊后拟针刀治疗，在两侧扁桃腺各刺入一刀，治疗1次后，家长诉身体好转，不容易生病了，现已长成大人，家人表示感谢。

按语：扁桃腺是人体的第一个防御器官，是肺脏的第一道防线，它承担着抵御外邪的重任，所以，针刀对慢性肿大的扁桃腺进行通透切割，恢复扁桃腺的功能，十分重要。临床治疗小儿扁桃腺慢性肿大，就像拿压舌板看喉咙，手电筒变成了小针刀，在患儿张嘴的一刹那，针刀刺破扁桃腺，出针，如果坚强一点的、听话一点的孩子，就再张口扎另外一边的扁桃腺，然后，用温水漱嘴，从未碰到出血不止的情况，疗效也令人满意。

三十八、胬肉攀睛

胬肉攀睛是指有一三角形脂膜胬起如肉，由眼珠眦角横贯白睛，攀侵黑睛的慢性外障眼病。本病多生于目外眦，生于目内眦或两眦同时发生者较少见。病变进程缓慢，往往经过数月或多年始侵入黑睛，并逐渐遮盖瞳仁，也有停止进展者。西医学称为翼状胬肉。

【针刀治疗】

首先用生理盐水滴眼，用 4 号针刀挑起巩膜上的胬肉，用小剪剪断胬肉 2/3，再用生理盐水冲洗一下，纱布盖眼，手术结束。配合清气血中药，1 个月以后，如果还有没退，再剪一次，依然剪断 2/3。如果有颈椎病变，松解一侧风池穴。

【案例】

患者，女，46 岁。右眼胬肉攀睛，用针刀挑起，用小剪刀剪断胬肉，治疗 1 次后症状减轻不少，后又治疗两次，直至痊愈。

三十九、口腔溃疡

口腔溃疡也称口疮，是口腔黏膜疾病中最常见的溃疡性损害，常有周期性复发的规律。

【病因病机】

针刀医学认为，本病是由于下面的电生理线路不能向上连接口腔黏膜，局部粘连、瘢痕、挛缩所致。

【针刀治疗】

针刀从口腔黏膜扎进底层，直接扎透溃疡处，令出血，即可恢复。

【中药配合】

清营汤，凉膈散。

【案例】

患者，33 岁。口腔反复溃疡，痛苦不堪，针刀治疗 1 次，口服痹通药酒，两瓶 1 个疗程，后未再犯。

四十、冻疮

冻疮常见于冬季，由于气候寒冷引起局部皮肤反复红斑、肿胀性损害，严重者可出现水疱、溃疡，气候转暖后可自愈，但易复发。

【病因病机】

针刀医学认为，本病由抵抗力低下，局部电生理线路异常所致。

【针刀治疗】

针刀进行局部治疗，令生疮处冒血珠，疗效最佳。一般治疗 1 次，第二年即不再生冻疮。

【中药配合】

调气补血，佐以活血。可用痹通药酒外擦以促进局部修复。

【案例】

患者，女，7岁。面部冻疮，针刀进行局部治疗，痹通药酒外擦，后未再犯。

四十一、雷诺综合征

雷诺综合征是指患者在冬季发生手指或脚趾麻木刺痛、皮肤苍白发紫，尤其是受到寒冷刺激，症状更加明显，也称为肢端动脉痉挛症。

【病因病机】

针刀医学认为，神经与血管是并行的，一根神经并行一根血管，指端神经不通、小动脉血管痉挛是导致本病的主要因素。

【针刀治疗】

（1）调整颈椎、胸椎的动态平衡、力平衡，打通通往手指电路的发源地，调整局部电生理线路。

（2）循经针刀疏通，调理全身气血。

【中药配合】

中药可选择补益气血、温肾纳气、祛风除寒之品。局部用痹通药酒外擦。

【案例】

患者，68 岁。患雷诺综合征来而诊，针刀治疗一个半月，配合痹通药酒口服外用。3 年后患者来治疗腰腿疼，询问雷诺综合征情况，答曰：上次治疗完即痊愈。

对四肢末端疾病的思考

人体自身存在旋转运动，会使四肢末端代偿性增生，内部也跟着代偿，人就会越来越小。当人体中间与四肢末端电流联系不上，四肢末端就会出现缺血、神经失常。用针刀松解人体中间，四肢向内缩，电力就能供应，四肢末端疾病则向愈。

四十二、斑秃

斑秃是一种非瘢痕性脱发，常发生于身体有毛发的部位，无自觉症状。本病为临床常见病，缠绵难愈，患者极其痛苦。

【病因病机】

针刀医学认为，本病有两个原因：第一是通往头部的电生理线路出现障碍，电流不通，有一段时间处在断路状态，故出现脱发；第二是头皮里层通往外层的电生理线路出现问题，“不接地气”，头发无根，自然就会脱落。

【针刀治疗】

（1）松解颈后枕大神经、枕小神经及耳大神经从颈部到头部的穿出点。

（2）局部治疗，用针刀进行通透松解。

【中药配合】

葛根汤、六味地黄汤加减。

【案例】

患者，女，23岁，2011年5月18日首诊。头顶和左侧有两块斑秃，针刀按上述方法进行治疗，配合服用中药，葛根汤加龙骨、首乌、生地黄，至6月20日长出新发。

四十三、慢性前列腺增生

前列腺增生为50岁以上男性常见疾病，临床表现主要分为两类：一是膀胱刺激引起的症状，即尿频、尿急、夜尿增多及急迫性尿失禁；二是排尿梗阻引起的症状，主要有排尿次数明显增加，排尿困难、淋沥不畅，严重者甚至出现尿失禁。

【病因病机】

针刀医学认为，前列腺在张应力的作用下其包膜慢慢增厚，增大的张应力和肥厚的包膜挤压尿道，从而引起小便不畅。

【针刀治疗】

针刀治疗分前入路和后入路。

（1）前入路：暴露耻骨联合，常规消毒，术者用指尖摸到耻骨联合上部，下压到骨面，持针刀刺入皮肤，贴在耻骨联合向前列腺方向进针，当刺到前列腺包膜的时候，针下有韧感，患者有酸胀感，切割两下，出针，局部不需按压。

（2）后入路：令患者净肠，做好准备。患者取膝胸位，局部消毒，在肛周和直肠抹上甘油，术者戴手套，抹上甘油，用中指伸入患者直肠，指下有一硬物即是前列腺，触摸之处固定，针刀从会阴穴刺入，指向固定之前列腺，刺破包膜，松解两下出针。

【案例】

患者，72岁。慢性前列腺炎多年，尿滴沥不畅，伴心慌、浮肿。检查血压150/90mmHg，心率88次/分。针刀治疗心俞、肾俞，前列腺前入路针刀治疗1次，配合服用中药桂附地黄丸加减。

附子10g，肉桂10g，山药10g，山茱萸10g，熟地黄10g，泽泻10g，茯苓30g，牡丹皮10g，白术10g，甘草6g，大枣10g，干姜6g。7剂，1周1次。

治疗3次后，诸症减轻，特别是小便排出顺畅。

四十四、股骨头坏死

股骨头坏死可由髋关节损伤、关节手术、类风湿、饮酒过量、长期激素治疗等多种原因引起。如未能及时修复，可发展为股骨头塌陷，严重影响髋关节功能。本病的临床表现往往很隐蔽，一般有髋关节疼痛，以腹股沟和臀部、大腿为主；髋关节内旋活动受限且内旋时疼痛加重。可有髋部外伤史、应用皮质类固醇史或酗酒病史。

【病因病机】

针刀医学认为，本病的基本原因是髋关节动态和力平衡失调，关节囊和髋关节周围软组织损伤或微循环障碍，使股骨头得不到足够的营养而坏死。

【针刀治疗】

针刀从股骨头前、后、外三方进针，松解关节囊，用Ⅱ型针刀从健康组织刺到坏死部位，三处接通电流。然后用手法复位（外旋－拉直，内旋内收－拉直），并辅以小剂量牵引，一般为5～10kg。

股骨头坏死临床可分为几度：1度和2度坏死，仅为股骨头顶端坏死，针刀治疗3～5个月可痊愈；3度和4度坏死，是股骨头缺损一半以上，针刀治疗需要半年到1年，但只能缓解，行走不痛，跛行。

【案例】

患者，56岁，2014年7月8日初诊：椎管狭窄，L3～L4、L4～L5、L5～S1椎间盘突出。主诉：双胯疼，双小腿胀疼，右小腿麻木，左侧股骨骨折钢钉固定，3年前左侧髌骨骨折。查体：血压130/80mmHg。针刀治疗1次，配合独活寄生汤加减，7剂，同时辅以理疗。

7月28日治疗3次后，症状略有好转，但整体效果不佳，开始怀疑临床治疗方向有误。患者诉左侧骨折上钢钉手术，后贴膏药不疼，考虑是否为股骨头坏死，遂告知患者检查股骨头，但患者一方面认为针刀治疗后症状好转，另一方面存侥幸心理，没有理会。直到8月18日，患者在医院检查果然是左侧股骨头坏死，置换股骨头。

其实，针刀的治疗已经取得了效果，如果时间够长，我一定会治好他的股骨头坏死，但是，针刀没有手术刀快。

按语：股骨头坏死其实是旋转拧力的副产品，针刀早期介入治疗，可以有效遏止股骨头坏死的节奏。即使确诊股骨头坏死，依然可以用调整力平衡的方法进行治疗。

股骨头坏死早期诊断容易误诊，易被当成腰椎间盘突出症治疗，到后期跛行才发现是股骨头坏死，耽误了最佳治疗时机，这是临床上要特别注意的问题。股骨头坏死一般一条腿短3～4cm，X光即可确诊。

另外，股骨头坏死要与髋关节半脱臼相区别：髋关节半脱臼临床小儿多见，男多于女。影像学检查可以分辨清楚。如果没条件检查，可让患者平卧放松，髋关节半脱臼者会出现一只脚直，一只脚歪，无力放直，而股骨头坏死者无此情况。

四十五、中风后遗症

中风是以突然昏倒、意识不清、口渴、言謇、偏瘫为主症的一种疾病，包括西医学的脑出血、脑血栓形成、脑栓塞、短暂脑缺血发作等。经过一段时间的治疗，除神志清醒外，其余症状依然会不同程度地存在，这些症状称为后遗症，常见的中风后遗症有麻木（患侧肢体，有蚁爬或针刺感）、口角㖞斜（一侧面肌瘫痪，鼻唇沟变浅，口角下垂，露齿、鼓颊和吹哨时口角歪向健侧）、中枢性瘫痪、偏瘫（半身不遂）、失语等。

【病因病机】

针刀医学认为，人体的旋转、不平衡是自然规律，当人体不能够左右这个趋势的时候，就开始代偿，代偿的过程中会出现增生，发生颈椎病、腰椎疾病，疼痛是最先发生的，按针刀医学的思路，及时扭转这个旋转的力是治疗的终极目标，由于现在对这个病的认识不够，特别是对其病因的认识不够，导致这个病越治越多，人人自危。也就是说，从颈椎、腰椎开始就埋藏了中风的根，如果从颈椎、腰椎开始调整这个旋转力，可以将中风的发病率大大降低。

【针刀治疗】

中风后可用针刀松解颈椎、腰椎，调节上下的电流，松解脊椎向健侧旋转。

【中药配合】

补阳还五汤加减。

【案例】

患者，40 岁，6 月 8 日因脑梗住院，发病时血压 220/160mmHg，右侧脑室前角旁及左侧基底节区缺血性梗死灶，左半身不完全瘫痪。6 月 18 日出院来诊，针刀治疗 1 次，配合中药。

天麻 10g，钩藤 10g，葛根 15g，陈皮 10g，半夏

10g，桃仁10g，红花10g，桂枝10g，赤芍10g，川芎10g，牡丹皮10g，桑枝10g，磁石15g，龙骨15g，甘草6g。7剂。

患者来诊时，走路上台阶需要人搀扶，胳膊不能举起，到10月29日最后1次治疗，患者胳膊能举起，走路无碍，自己能上7层楼梯。

四十六、瘢痕挛缩

真皮组织的瘢痕挛缩是整形外科临床中的常见病，外科手术治疗可以矫正瘢痕挛缩，但手术本身所遗留瘢痕痕迹或损伤皮肤造成血供不良而导致坏死等却是外科手术不能解决的问题。

【病因病机】

针刀医学认为，瘢痕是组织修复愈合的最终结果，是人体抵抗创伤的保护性反应，是一种人体的代偿性修复过程。如果瘢痕没有导致动态平衡失调，就不需要去处理；反之，则应治疗。

【针刀治疗】

针刀分段切开松解瘢痕处软组织，同时保持表皮的完整和连续性，一般2～3周1次，3～4次可除去瘢痕。

【案例】

某患者，大腿内侧烫伤后瘢痕很大，主诉里面疼痛，自述是外面长好而里面没长好。拟针刀治疗，松解瘢痕处筋膜粘连，松解1次显效，患者诉里面不疼了，甚是满意。继续针刀治疗，小的瘢痕消失，大的也逐渐变小、颜色变浅（图3-8，图3-9）。

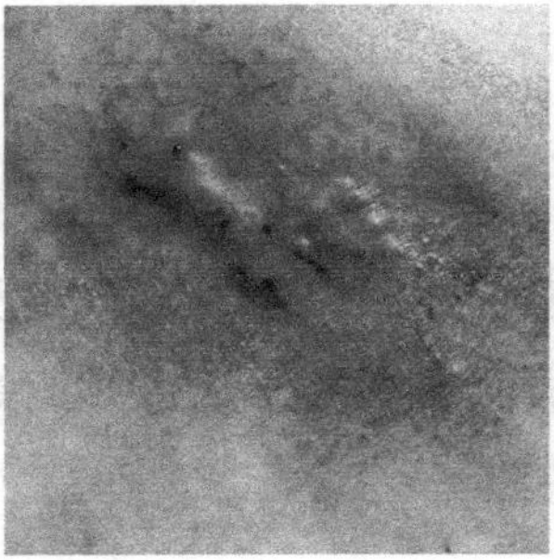

图3-8 针刀治疗前

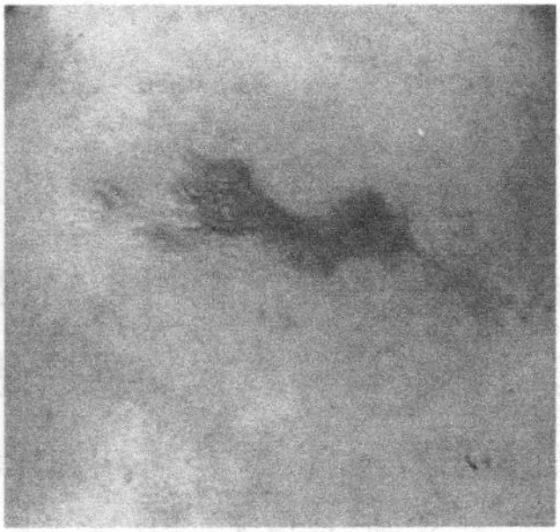

图3-9 针刀治疗后

四十七、手脚多汗

手脚多汗，医学上称为“局限性多汗症”，多为病因不明的，除生理情况以外出现的异常出汗过多的一类疾病。本病主要临床表现为手脚汗出，超过正常汗量。天气炎热、室温偏高、渴饮热汤、劳动奔走、衣被过厚及情绪激动等原因所引起的出汗，为生理性现象。

【针刀治疗】

（1）取食指掌指横纹上0.5cm内侧，针刀在两边各刺一针。

（2）取第2跖趾关节外侧，一边各刺一针。

（3）调整督脉的电生理线路。

【案例】

患者，23岁，从国外留学归来，脚部出汗，针刀治疗第2趾根部，治疗3次而愈。

针刀治疗有双向调节作用，汗多者可以止汗，不出汗者可以出汗；硬的地方可以扎软，软的地方可以扎硬；紧的地方可以扎松，松的地方可以扎紧（破坏后固定再长好）等。

第四章 药物配合

针刀医学除了四大原理，还有16字法则——针刀为主、手法为辅、配合药物、器械辅助。其中药物配合应用的都是中药，那么中药在针刀治疗中应该如何应用呢？

一、辨因论治用药思路

针刀医学的电生理学说，还有更深层的意义，即指导针刀治疗的临床用药思路。如太阳经与阳明经的关系，足太阳膀胱经受寒，毛孔收缩，开阖不利，寒气侵入阳明胃经，阳明胃经收缩，膜眼儿闭合，阳气不能外达，临床就会出现恶寒怕冷的症状。这时，一碗姜汤喝下，阳明胃经一热，胃经膜眼儿打开，阳气进入太阳经，恶寒症状减轻，疾病痊愈。

根据五脏相生关系用药，如肝胜应泻其子，半夏泻心汤（黄芩、人参、大枣、半夏、甘草、黄连、干姜）或者龙胆泻肝丸主之；肝虚应补其母，六味地黄汤（山药、山茱萸、熟地黄、泽泻、茯苓、牡丹皮）等。

根据五脏相克关系用药：肝胜，木克土，脾失运化；侮所不胜，肺就遭殃，木旺刑金，所以临床肝火旺的人易得咳嗽、哮喘等肺系疾病；肝虚，其所不胜，肺气乘之，此时应积极调理肺气以养肝血。如脾虚，所胜者为肾，侮而乘之，临床表现为脾肾阳虚证，用附子理中汤（附子、人参、干姜、白术、甘草）治疗。

二、针刀与临床用药的配合

从针刀医学原理来看，人体是灵活性和稳定性的高度统一。肝主筋、脾主肉、肾主骨、心主血脉、肺主气。其中肝主筋、肾主骨是灵活性和稳定性的代表，起关键作用的是肌间膜和肌腱膜，一个是肌肉的连接，一个是韧带的连接；一个是灵活，一个是与骨紧密相连起稳定性作用。所以临床针刀配合用药可起到 1 +1 >2 的效果。

目前针刀进入胸腹腔还没有确切的临床验证，所以，针刀治疗还是以外围为主，网状结构既有灵活性的肌间膜，也有稳定性的肌腱膜，针刀临床主要针对的就是这些粘连、挛缩、堵塞、瘢痕的网眼，中药的配合尤为重要。

有人设计在风府穴用针刀强割来通畅外周和内脏网络电生理线路，但是总没有离病灶越近越好这种理念在临床来得实在。针刀在外围通畅电生理线路基本成熟，下一步才能向更深的内脏进军，现在配合中药是必须的和积极有效的。临床主要常用调理肝肾、补益气血、活血化瘀、除风祛湿、温经通络等中药。朱汉章教授在世时曾以针刀配合活络一号、风湿一号自制中药，可见针刀配药之一斑。

三、针刀配合中药案例

案例一：腰椎间盘突出症术后

患者，女，76岁，2016年1月15日就诊。

16年前因椎间盘突出手术，此次腰腿疼发作7天，右侧腰腿疼，夜不能寐，医院不能手术，给予药物地奥司明、洛索洛芬钠片，患者服药无效，疼痛三天三夜不能合眼。患者被家属架到诊所，痛苦面貌。诊断：L3～L5、S1椎间盘突出。

针刀诊断：棘上韧带急性损伤。4号针刀松解L2、L3、L4棘上韧带。

配合中药：伸筋活络丸5支，1天1支，睡前半小时服用。

疗效：针出症消，患者痛苦表情明显减缓，不用搀扶可自己行走。3天后电话回访症状基本消失。

针刀思路：患者行手术多年，在腰部发现手术瘢痕20cm长，棘上韧带破坏严重，所以，后期不能好转，只能代偿。

案例二：骨折后骨不连

患者，男，20岁，2015年12月29日就诊。

右腿股骨干粉碎性骨折，做完手术后X片显示骨不连（图4-1）。后经植骨、自体骨髓移植仍不能长骨。

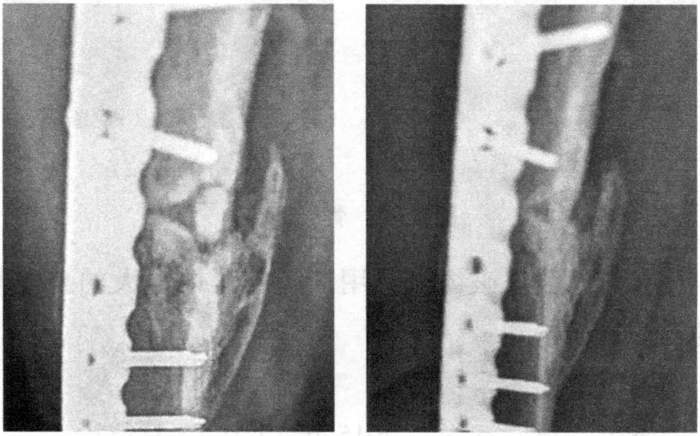

治疗前（1）　治疗前（2）

图4-1　骨不连X线片

用4号针刀松解腰椎棘上韧带，调节力平衡；3号针刀扎到右侧大腿部骨不连的部位，打通一条道路，带去成骨细胞和成软骨细胞营养股骨干。

配合中药：伸筋活络丸，1天1支，睡前服用。

疗效：经过4次针刀治疗后，患者拍X片复诊股骨干已有连接（图4－2）。

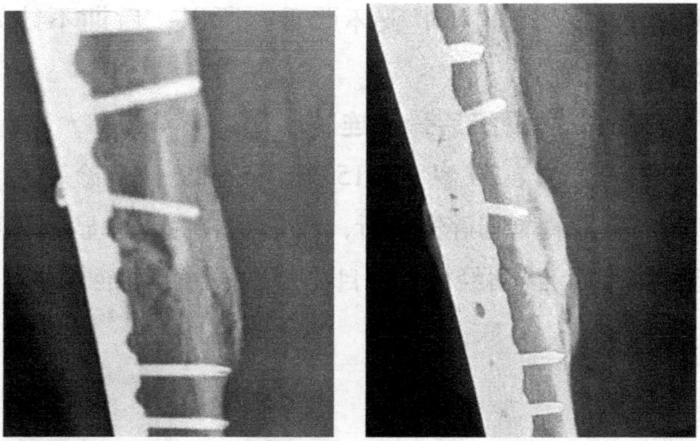

治疗后（1）　　治疗后（2）

图4－2　骨干连接

针刀思路：破体以致用，利用人体强大的自我修复能力，长出新骨。

案例三：股骨头坏死

患者，男，28岁，2015年12月15日就诊。

1年前因外伤左腿疼痛不能平放，曾在市中医院治疗无果。

针刀诊断：左侧股骨头缺血性坏死。用4号针刀松解腰椎棘上韧带，刺入左侧大转子、小转子及关节囊，进行针刀松解。

配合中药：伸筋活络丸，1天1支，睡前服用。

疗效：经过4次针刀治疗后，患者从走路一瘸一拐到走路自然，未见异常。后期治疗半个月 1 次。1 年后复查 X 光片明显好转。

针刀思路：①调节上下、左右、前后力平衡。②针刀打通通往关节囊的道路，带去成骨细胞和成软骨细胞营长股骨头。此病例未做牵引和拄拐。因其病情较轻，让其自由活动。

案例四：针刀治疗腰椎病的疑惑

患者，女，43 岁，2016 年 1 月 25 日来诊。

主诉腰痛半个月，逐渐发展到右腿痛。

针刀治疗 1 周 1 次，共 3 次，效果不明显。第 4 次治疗前嘱患者先行 MRI 检查，下午检查结果显示：C3 ~ C6 椎间盘突出，L3 ~ L5 及 S1 椎间盘突出。用 4 号针刀治疗颈椎上项线、项韧带、腰椎棘上韧带，治疗完患者即感症状减轻。第 5 次治疗，患者自诉腰不疼，颈椎病已痊愈。

针刀思路：为什么患者腰椎治疗 3 次效果不明显呢？因患者颈椎间盘突出很严重，颈椎、胸椎、腰椎是一个整体，腰椎的病变与上段椎体的旋转有密切关系。虽然说治上以治下、治下以治上在临床上已经有一些认识，但是没有达到一个更高的层次。第 2 次治疗时已从颈椎开始，但是没有想到颈椎病变，说明颈椎和腰椎的代偿和失代偿不是同步的。此患者的颈椎代偿能力强，所以不显示症状；腰椎代偿能力差，所以症状明显。这个病案让我想到四肢找中间，中间找颈椎，颈椎找中枢。诸多疑难杂症即与颈椎和中枢有关。

案例五：溃疡性结肠炎

患者，男，45 岁，2016 年 1 月 29 日就诊。

溃疡性结肠炎 15 年。患者来时由家属搀扶，面色苍白，四肢无力，食少纳多，一天 20 余次，并伴有持续低烧。

针刀松解上项线软组织解决颈椎旋转问题，用 4 号针刀刺入项韧带使短筋恢复，打开经络在寰枕后膜的通路，然后用针刀松解整条脊柱的棘上韧带。

第 1 次针刀治疗后配合中药 7 剂（黄连 6g ，桂枝 6g，白芍 6g，半夏 10g，升麻 6g，葛根 20g，干姜 10g，黄芩 6g，鬼针草 6g，大枣 6g，甘草 6g）。

第 2 次治疗后，配合全息灸 1 次（关元、大肠俞、胃脘），腹泻贴 7 贴。

第 3 次针刀治疗后，配合全息灸 1 次，中药 7 剂（黄连 6g，赤石脂 20g，半夏 10g，升麻 6g，葛根 20g，山药 20g，干姜 6g，黄芩 6g，大枣 6g，甘草 6g）。

第 4 次针刀治疗后，艾灸 7 天，中药 7 剂（红参 6g，肉桂 6g，茯苓 6g，白术 6g，干姜 6g，大枣 6g，甘草 6g，白芍 6g，附子 6g）。

经过 4 次治疗后，由于患者来回奔波体力不支，当天下午开始出现高热，体温 38.5°C，给予清热中药

4 剂（黄连 6g，黄芩 6g，葛根 6g，附子 6g，麻黄 6g，干姜 6g，半夏 6g，甘草 6g，柴胡 6g）。第 2 天上午烧退，观察 1 周后患者体温正常。

第 5 次针刀治疗后，脓变少，配合中药 7 剂（桂枝 3g，白芍 3g，干姜 3g，大枣 3g，甘草 3g，红参 3g，当归 3g，佩兰 3g，蒲公英 3g，独活 3g，香附 3g）。

第 6 次针刀治疗后，患者白天大便 5 次，晚上 4 次，继续服上述中药 5 剂。

第 7 次针刀治疗后，患者感觉头不晕，继续服上述中药 10 剂，铺姜灸 1 次。

第 8 次针刀治疗后，继续服上述中药 10 剂。

第 9 次针刀治疗后，患者大便成形，无便血，白天大便 2 次，晚上大便 3 次，给予上述中药 10 剂。效果较满意，患者体重增加 30 斤，外出赴新疆打工已经 4 个月。

治疗周期为 3 个月。针刀一共治疗 9 次，服中药 67 剂。

针刀思路：针刀打开整条脊柱的棘上韧带，使脊柱旋转向好的方向转化，分别疏通了肺俞、心俞、脾俞、胃俞、大肠俞、小肠俞、肾俞、膀胱俞。肺与大肠相表里，脾为肺之母，中医学治疗原则中有虚则补其母，故以健脾为大法，用参苓白术散加减，照顾肾水则加附子，照顾心火后期加红参，照顾肝木用升麻辅佐。

案例六：腰椎间盘突出症

患者，男，33岁，2012年1月31日来诊。

患者自诉腰痛，从十几岁开始即右腿发麻，从小耳背原因不明。

拟针刀治疗，配合痹通药酒口服，2012年1月31日~2012年2月27日共治疗4次，腰痛、腿麻消失。

2013年12月23日，因劳累引起腰痛又来诊治，针刀按原法治疗1次，配合治疗腰椎中药7剂。2013年12月29日回访，患者诉腰已不痛。

2015年9月24日，患者因腰右外侧痛十几天来诊，血压150/110mmHg。此次检查报告为椎间盘膨出，从影像学检查来看，腰椎较3年前明显好转。针刀治疗1次，铺灸1次。5天后，患者症状明显好转，血压降至120/90mmHg。

针刀思路：患者原来患有椎间盘突出症，3年后转为腰椎间盘膨出。整个治疗过程未用任何西药，针刀治疗显示了巨大的临床优势。

案例七：胃炎

患者，58岁，近期胃不适来诊。

10月7号病历：胃溃疡，胆囊炎，糜烂性胃炎，胃镜Hp阳性，血压140/90mmHg，烧心，舌苔厚腻。

针刀治疗1次，在颈椎、胸椎定3~5个点，针刀松解浅深筋膜之间或棘上韧带浅层。配合服中药7剂：独活3g，蒲公英3g，肉桂3g，香附3g，佩兰3g。

针刀思路：患者胆胃都有问题，中医学认为虚则补其母，胃之母是心，胆之母是肾，所以胆胃之病可以补益心肾。针刀治疗内科病久矣，但此案疗效好、见效快，故录之。

案例八：脑干胶质瘤

某患者，2015 年 3 月 16 日首诊。

患脑干胶质瘤，在京确诊，保守治疗，现右半身麻木、瘫痪 1 年，说话不清，不能吃饭，右侧眼珠不会转动。来时坐轮椅，脖子不能转动，低头则头晕。

针刀治疗 1 次，配合服用中药：葛根 15g，桂枝 10g，白芍 10g，半夏 10g，黄连 6g，厚朴 6g，大黄 6g，枳实 6g，干姜 6g，大枣 6g，甘草 6g。7 剂。

2015 年 3 月 19 日二诊：患者症状好转，可以步行至诊所。

2015 年 3 月 20 日三诊：针刀松解颈椎、腰椎 1 次，艾灸神阙、足三里。中药守上方，7 剂。

2015 年 3 月 22 日四诊：患者嘴唇发木、无力，眼有红丝，未予艾灸。患者自述艾灸后上火，所以艾灸治疗暂停。

2015 年 3 月 23 日五诊：予患者小艾条回去自灸，嘱主要灸督脉一线。

2015 年 3 月 27 日六诊：患者自诉昨日头晕，今日好些，大便干，吃泻药 1 次。

2015 年 3 月 29 日七诊：腹胀，不排气，右半身出汗，针刀调整左侧神经，治疗1次，中药7剂，在上方基础上加白术6g，莱菔子6g，去桂枝。

2015年4月7日八诊：自诉腹胀，针刀继续松解颈椎，治疗1次，中药7剂同上，外用药酒1瓶。

2015年4月12日十诊：患者5天未大便，拟大承气汤。

2015年4月14日十一诊：头晕，不大便，针刀治疗1次，中药7剂（柴胡9g，葛根9g，桂枝6g，白芍6g，大黄6g，枳实6g，芒硝6g，干姜6g，大枣6g，甘草6g）。

2015年4月15日十二诊：患者治疗1个月，西药几乎停用，甘露醇从来时1周2~3次到现在停用，考虑用济川煎加桃核承气汤以活血化瘀。

2015年4月21日十三诊：患者诉来月经第4天，不能低头，头晕，大便1周未排，几天睡不好觉，继续针刀治疗，拟方：柴胡根10g，黄芩10g，生半夏15g，生姜30g，大枣30g，炙甘草15g，桂枝18g，白芍36g，黄连6g，紫苏叶6g，生晒参10g，黑桑葚30g，云苓30g，大黄15g，肉桂10g，芒硝6g。

2015年4月27日十四诊：大便干，月经10天未净，可左右扭头，不能低头，第2颈椎棘突不适，继续针刀治疗，配合服用中药：当归15g，牛膝6g，肉苁蓉9g，泽泻4.5g，升麻3g，枳壳3g。7剂。

2015年5月4日十五诊：大便七八天未行，右肩不举，头不晕，上方中药未服，继续针刀治疗。

2015年5月7日十六诊：大便干，肚脐贴大黄膏，左肩周贴敷膏药。

2015年5月11日十七诊：颈椎、腰椎不适，大便多天未行，左手、左眼不适。继续针刀治疗，配合服用中药：柴胡6g，当归6g，白芍6g，郁李仁6g，麻子仁6g，枳实6g，厚朴6g，桃仁6g，陈皮6g，半夏6g，甘草6g。7剂。

2015年5月18日十八诊：大便二十多天解两次，吃泻药，右腹不蠕动。颈椎、腰椎不适，继续针刀治疗，中药7剂守上方。

2015年5月26日十九诊：患者来诊时较虚弱，所以未行针刀治疗，未开中药，贴四知堂膏药于肩峰、胃俞、环跳3天。

2015年6月2日二十诊：针刀松解颈椎、腰椎、胸椎及右侧胳膊、腿，现低头不晕，配合服用中药7剂。

2015年6月13日二十一诊：颈椎、腰椎不适，继续针刀治疗，配合中药7剂。

2015年6月15日二十二诊：继续针刀治疗，配合中药7剂。

2015年6月22日二十三诊：针刀松解颈椎，予半个月中药回家自服。

2015年7月15日二十四诊：患者自述可以自己做饭，饭后肚子不胀，睡眠可，大便基本正常，不服药也可自行大便。现血压105/65mmHg，心率、脉象都正常，停用一切西药，中药同上，开1个月量带回家服用。

患者治疗4个月，疗效较佳。现已回安徽老家，1个月来开一次中药。

中药去桂枝是由于患者半身出汗，血汗同源，所以去桂枝，加莱菔子继续通足阳明大肠经。

针刀思路：针刀医学认为，本病是颈椎堵塞不通，脑内筋膜挛缩导致气血循环不畅，久而久之形成瘀堵。针刀松解颈椎上项线和项韧带，使颈椎疏通。患者右侧瘫痪，针刀治疗左侧，此以左治右，释放左侧能量。配合中药葛根汤加减，疏通阳明大肠经，肺与大肠相表里，通大便是正治，用小承气汤是怕伤正，为试探用法。

案例九：颈椎病

患者爱人退休前是河南省新华社高级记者，看好病后写了一篇报道文章，特记之：

杨戈医生与“小针刀”

新华社高级记者　陈朝中

今年47岁的杨戈大夫是河南省郑州市管城区金华诊所主任，副主任中医师，是管城区政协委员；学术上的职务头衔很多，北京汉章针刀研究院副院长，北京汉章针刀研究院客座教授，河南中医学院针推学院特聘教授，河南省针刀学会副秘书长。经过长时间采访，记者得出结论，他是个医术精、人品好的好医生。因为他用小针刀为许许多多患者治好了疑难杂症，解除了病痛，提高了生活质量，患者都高兴地称赞他的小针刀为“小神刀”。

杨戈的行医之道——先做好人再做好医生：我到新华社当记者屈指算来近五十年了，公开报道方面多是搞文教卫生方面的内容，尤其是医疗卫生方面的报道牵涉到人命关天，更是慎之又慎！改革开放以来，医疗卫生事业发展很快，许多优秀医务人才脱颖而出；但也有一些庸医只为捞钱，千方百计谋财害命。因此，我对医务人才成就的报道是格外小心谨慎，实事求是，长期认真采访，多方调查研究，写出的报道要经得起历史的检验，把真实当做新闻的生命。

去年，我爱人温超颈椎疼得无法忍受。白天、晚上都无法休息。坐在沙发上 5 分钟颈椎和腰部就疼得受不了，得赶快站起来；站不到 5 分钟就疼得浑身出汗，赶快跑到阳台上看大街上奔跑的汽车，来分散注意力，减轻疼痛；几分钟脊背就又疼得站不住。被颈椎疼痛折磨得实在忍受不了了，连死的念头都有。我担心真的出意外，暗中经常小心观察她的一举一动，赶快到一家大医院看病拍了颈椎片子，骨科大夫认真看了片子，了解到我爱人大学毕业后在工厂技术研究所当所长，经常趴在桌上设计图纸；星期天在家经常打毛衣。因此，大夫诊断为颈椎病。建议住院做手术治疗。医生的决定给我们吓了一大跳，我们事先毫无思想准备。就和医生商量先回家吃药，病情好转就不用动手术；不行的话再商量下步治疗的办法。就这样，医生给开了5天的药，遵照医生的嘱托回家服药了。谁知按时服药到第4天，脊背疼痛照旧。在无奈情况下，我请求河南省四知堂制药公司董事长周遂记帮忙找个医生给看一下颈椎病。他胸有成竹地答应帮忙，让我等电话！不一会儿，周遂记打给我电话说：“你带着患者到郑州市管城区找小针刀大夫杨戈，他会认真诊治的！”我抱着有病乱求医的心情赶快找到了杨戈的诊所。在诊所门口的墙上看到了该诊所的宣传内容：专治颈椎增生等病症。我内心想，这可是疑难病症啊！诊室内已有几个患者正在治病。我没有说明所在单位，领着我爱人找到杨戈医生，说明了病情，他很有把握地说：“可以治。每星期用小针刀扎一次，接着用理疗的具备光、热、磁为一身的所谓‘神灯’烤电半小时；中间不停顿治疗5个星期就会好！”我将信将疑地觉得既然来了就试一试吧。他看我们疑惑的神态，就说，不用怕，扎小针刀就像蚂蚁夹那样，不疼！说着，他让我爱人进了治疗室。我很紧张地也想跟进治疗室。我刚进了门口，还没有看清他手中的小针刀，只见他在我爱人颈椎下方的脊背上用小针刀扎了一下，就说；“好了，让护士给你烤电吧!”然后，护士给我爱人请到护理室，在后背上方涂抹上护肤膏，趴在理疗床上烤电30分钟！我看爱人背上烤得有些发红。烤电完毕，稍事休息，我急切地问我爱人感觉怎么样？她试着扭动着肩膀高兴地说，咦，不太疼了，真神！来时脊背疼痛不敢大步走路，现在走路没事了。我感觉太不可思议了，太神奇了，赶忙向杨戈大夫道了声“谢谢”就回家了。杨戈大夫像对待其他患者一样，治完病要把患者送出诊所门口。回到家里，我爱人把带的东西往沙发上一放，就高兴地说：“这个杨戈大夫的医术不简单，二十多天我连走路都不敢迈开大步，脚下震动就会引起脊背疼。现在病好像基本好了，我该坐在沙发上好好休息一下了，有了一种如释重负的感觉，心情特别好，好像喜从天降!”我说，你先休息一下，看晚上能不能躺下休息。我爱人的颈椎疼痛病大有好转，家里近来沉闷的气氛大大好转，全家人的心情都好了起来！我觉得奇迹来得太突然，还要看晚上能不能躺下休息好！到晚上休息时，我爱人还说，今晚如能睡一晚好觉，就说明杨戈大夫的医术真的到家了。晚上，我爱人睡得比较安稳！第二天一早我问爱人睡的怎么样，她说，虽然颈椎还疼，但能忍受，多少天来总算睡了一个好觉，好幸福啊，好爽啊！我说，杨戈大夫的小针刀真像他说的神奇得像“小神刀”？我好奇地扒开我爱人后脊背看刀印，觉得好奇怪，我在他诊室明明看到他只扎了一刀，怎么现在看到的是等腰三角形的三刀？问我爱人扎刀疼不疼？回答说，不疼，像是蚂蚁夹了一下那样！这时我对于小针刀治疗的疼痛恐惧感有所减轻！我爱人是个闲不住的人，颈椎疼稍好一些就在家里不是干这活就是干那活。我说，杨戈大夫刚给你扎过针应该休息一下！她说，适当干活活动活动可能对于治病更有好处！就这样，第二星期和第三星期我们按时去找杨戈大夫又给做了治疗，基本上颈椎就不疼了。出于对小针刀技术的好奇，在陪我爱人治疗的间隙，就向杨戈大夫提出看一看小针刀和了解治病的原理。小针刀有二寸长，针的尖端是1mm的刀，他工作时把小针刀夹在手指缝中，不让别人看到小针刀，以免患者产生恐惧心理。杨戈大夫言简意赅地介绍说：“小针刀疗法是一种新型的中西医结合疗法，它根据生物力学理论，集中医针刺疗法和西医手术疗法的优点，利用小针刀兼有针灸针及手术刀独特的综合作用，既加强了针灸的针刺感应效果，又避免了手术刀较大的创伤性。既能变痛苦治疗为无痛苦治疗，又能减少患者的经济负担，减少治疗的时间。对于某些慢性损伤性疼痛疾病更有其独到的优点。针刀就像西医的爸和中医的妈生出的具有二者优点的孩子!”我家人亲身体会到小针刀神奇的功效,我就想把这样的医疗技术通过宣传,让广大的患者少受痛苦,提高他们的生活质量。杨戈大夫的小针刀技术非常过硬,尽量使患者在轻松愉快中除去病患。他说,患者有病已经很痛苦了,医生要把技术练到家,治病的时间要缩短、缩短再缩短,不能让患者在治病中受二次痛苦!

杨戈是个刻苦钻研技术勇攀医学高峰的人:杨戈大夫是在湖北出生的河南人,既有南方人的精明能干,又有中原人的诚实忠厚。父亲是在湖北服役的河南省封丘县人,母亲是随军的军医。他 1991 年毕业于湖北中医药大学中医系本科,后进入郑州国棉二厂职工医院当医生。他听从组织安排,干一行爱一行,先后在门诊、病房、急诊和中医科坐诊看病,每次看病,他认真通过望、闻、问、切,积累了较为丰富的临床经验。后来,他听说小针刀可以治病,通过自学为患者服务。小针刀疗法治病简便,特别对疼痛患者,不用药、少用药而达到止痛、治病的目的,大大节约了医疗成本。他在医疗技术上进步很快。1997 年升任主治医师,并于当年赴斯里兰卡科伦坡中国医疗中心行医三年。他 2000 年回国后,乘着国家医疗改革的春风,设立郑州市管城金华诊所,并且越办越好。2004年他赴京跟随针刀发明人朱汉章教授学艺，成为朱汉章教授亲传弟子。10月赴京参加为针刀医学进入医科大学做准备的全国授课教授培训班。于当年11月参加世界中医药联合会针刀专业委员会成立大会，被选为理事；并被汉章针刀研究院聘为客座教授。2006年，他与河南中医学院海外学院院长路枚教授共同发表的论文“生白膏在肿瘤放化疗后的应用”获得河南省科技厅颁发的省级科技进步二等奖。这年，他崇拜的老师、小针刀技术发明人朱汉章由于夜以继日钻研业务，积劳成疾，他急于培养更多的针刀医务人员，10月，在山西长治的针刀技术讲台上，由于突发心脏病，医治无效，英年早逝。杨戈以导师朱汉章为榜样，牢记他的教诲，把他的未竟事业进行到底。他用朱汉章“针刀为主，手法为辅，配合药物，器械辅助”的法则，根据自己的实践，不断丰富、发展针刀治病范围，整理出近5万字的《针刀医学原理解析》一书。2007年他作为编委会编委，由第二军医大学出版社出版发行了三十多万字的《实用中药毒理学》。杨戈认为，祖国的中医中药学是一个伟大的宝库，它在世界医学的发展中，也要与时俱进，不断发扬光大，发出耀眼的光芒！因此，他刻苦研究，不断攀登医学高峰。几年来，他分别在全国和省级医学刊物上发表论文十多篇，计有“针刀在内科学中的应用”“针刀治疗软组织损伤”“针刀治疗糖尿病”“利用针刀医学原理治疗头痛”“利用针刀医学原理治疗痛风”“颈椎及颈椎相关病临床治疗新思路”“人体网状结构与网眼理论”“针刀治疗过程中的深浅问题”“针刀医学原理之能量的聚集和释放”等。

2009年在郑州市管城区卫生局举办的中医适宜技术推广中，杨戈担任讲师，为区内各乡镇卫生院培训基层医生，传授中医适宜技术。从2009年后连续三年在北京国际针刀学术交流大会上发表演讲，获得与会者好评，连续三年获奖。杨戈所在的金华诊所被北京汉章针刀研究院定为郑州市临床培训中心，为河南省内外先后培养针刀医生一百多人，为方便基层患者就近治病起到良好作用，受到当地群众的好评和欢迎。因此，他在2011年郑州市卫生局评选的郑州名医名方中，获得郑州市名医的光荣称号。杨戈大学毕业后从医的20多年来，治疗的患者成千上万，针对世界三大疑难病（癌症、心脑血管病）之一的慢性软组织损伤，研究发病机理，刻苦学习，继承朱汉章教授发明的针刀医学技术，与时俱进，不断创新，博采众长，融会贯通，举一反三，基本上掌握了根除慢性软组织损伤这一世界性顽疾的治疗思路和方法。对临床常见的颈椎病、腰椎间盘突出、腿部关节炎和风湿、类风湿等病都有良好的疗效。他在用小针刀治疗风湿和类风湿病的同时，使用了河南省四知堂药业公司生产的痹通药酒，取得了更佳的疗效。美国、俄罗斯等国的患者以及同行慕名到杨戈的诊所治病或学习、深造。中华中医药学会针刀专业委员会及世界中医药学会针刀专业委员会的领导经常到杨戈诊所观摩和指导工作，共同交流经验，互相切磋技艺，推动针刀医疗技术不断发展。

杨戈多学科并用，千方百计减轻患者负担：杨戈是个全科医生，内科、外科、妇科、小儿科，他样样都行，给患者治病，首先把病诊断准确。然后确定正确的医疗方案，能吃药的不打针；能打小针，不输水；不轻易使用激素类药、止疼类药、麻醉药；不给患者做过度检查；在治疗功能相同的情况下，不使用价格昂贵的新药；不为私利增加患者的负担；遇到生活困难的患者，他主动给减免手术费。有公益活动，他听说后都积极参加，在5·12汶川大地震时，他力所能及地给灾区捐款。积极参与所在基层办事处组织的为困难群众献爱心、送温暖基金活动，安抚伤残军人，积极参加省、市、区卫生系统组织的义诊活动，宣传防病和医疗知识。谈到将来，杨戈大夫意味深长地说，学无止境，我现在正是年轻有为的时候，又有一定的医疗水平，要以科学的态度抓紧时间再学习，担当起朱汉章老师的未竟事业，把小针刀技术不断发扬光大！

领 悟 篇

第五章 针刀医学原理再认识

“学，然后知不足。”一本书，即使老师讲了，还要自己在“行”中去不断感悟；一个是觉，一个是悟。我有幸聆听了朱汉章教授的亲自授课，在后来的十年里，临床实践从来没有间断过。很多朱教授以前讲的话，会不时在脑海中浮现，甚至一字不差，正所谓“书中得来终觉浅”。

一、重新认识网状结构与“网眼”

针刀医学原理是建立在古代和现代医学的基础之上，针刀医学之所以伟大是因为站在巨人的肩膀上。

电生理线路理论因为抽象，所以临床学习起来不容易；软组织学说、骨质增生理论看似具体、易学，但临床上还有许多不确定的东西，如筋膜、肌间膜、肌腱膜之类，在活体上起重要作用的一类组织，因为在尸体上的残缺不全而被忽略，所以在针刀临床上也常常被忽略了。

“网眼”的提出，强调了针刀软组织学里临床容易被忽略的重要内容。我对网眼的看法：人体内部由膜（筋和膜两层意思）类组织编织成网状结构，网眼的病变直接影响人体动态平衡和力平衡，从而引发临床症状，在针刀临床上起着绝对重要的作用。

《针刀医学原理》中说：“肌腱膜、肌间膜是遍布全身几乎所有肌肉表面的两种细微结构。在尸体上进行解剖时，这两种几乎找不到，而在活体上，肌肉表面都有完整的肌腱膜，肌肉之间有肌间膜。肌腱膜稍厚于肌间膜。肌腱膜包裹在肌肉的外面，能分泌少量滑液，肌间膜的两端附着在两块肌肉表面的腱膜上，也能分泌少量滑液，另外，对相邻两块肌肉还有分隔作用。”

针刀医学对慢性软组织损伤疾病的研究发现，部分顽固性慢性软组织损伤疾病的真正病因是肌腱膜受到某种损伤，在人体修复过程中肌腱膜和周围组织的粘连，或肌间膜受到某种损伤以后，在修复过程中挛缩或粘连，因而限制了肌肉的相对运动，肌肉在进行勉强相对运动时牵拉肌腱膜引起新的损伤、出血、水肿、炎性反应而出现急性临床症状。这类疾病大多被西医学称为筋膜炎，其病因可归结为无菌性炎症，一切治疗措施都以消除炎症为目标，所以对该类疾病难以取得根治性的疗效，并形成恶性循环，即治疗－缓解－复发－再治疗－再缓解－再复发，通过治疗，出血被止住、水肿被吸收、炎性反应消失，因而症状缓解。当人体进行正常活动时，肌肉在体内必有相对运动，病变部位的肌腱膜和肌间膜已粘连或挛缩，由于牵拉而再次损伤，引起急性临床症状，使旧病复发，每次复发都会使损伤更为严重，因而成为顽疾。针刀医学对人体肌腱膜和肌间膜的生理病理进行了研究，使这一顽疾得以根治。

“网眼”虽然针对的是软组织，其实包含了动态平衡失调、力平衡失调，也就是把软组织理论和骨质增生理论概括起来，使医生临床上更好地理解和把握。因为针刀医学认为，骨质增生产生的原因是韧带附着点力平衡失调而引起的硬化、钙化、骨化反应。

针刀医学反复强调了微观解剖之筋膜、肌间膜、肌腱膜。这些膜状结构在尸体上有些看不到，但在活人身上是极其重要的结构。针刀临床治疗最多的就是这些粘连的、挛缩的、瘢痕的、堵塞的、硬化的、钙化的点，也就是常说的“网眼”。

骨头损伤不是一朝一夕的事情，肌肉、韧带损伤也一样，但是膜的损伤，是目前现实的问题，是最需要解除的矛盾。膜的粘连、挛缩，不论是急性的还是慢性的，都是针刀临床的第一适应证。膜就像我们穿的裤子，裤子是由密密麻麻无数个网组成，当某个地方（网眼）出现粘连、挛缩、瘢痕，勉强穿上会有束缚感，即紧而不适的感觉。这个比方虽然浅显，但在临床确是很实用，膜的紧张通过针刀的切、割、拨、铲及松解，上述感觉就消失了。再想象一下，当裤子和里面的肉粘连时，剥离的时候会很痛，这可以解释治疗时的疼痛等。

“网眼”多为肌肉韧带的起止点，是框架结构的支点。临床治疗找到损坏的框架，用针刀破坏它，使人体重建新的平衡。临床上治表以治里、治近以治远、治外以治内、治浅以治深、治显以治潜都是网眼的临床应用。比如：在松解深部肌肉时把附着在外面的筋膜松解开，也可以起到松解里面的作用（深筋膜浅深之间从结构和功能上都是密切联系的）。

网眼的提出只是加深了对针刀医学原理的认识，但网眼不是终点，针刀医学在其发展的几十年中，一直重复着理论 - 实践 - 再理论 - 再实践的过程，这正是朱汉章教授常强调的“思路决定出路”。在这些年的摸索中，体会很多，感谢朱老师和他的针刀医学，使我得以在医学的领域里自由地翱翔。

二、关于代偿与失代偿

针刀治疗就是将患者的失代偿状态恢复到人体自身代偿的范围之内，而不是将人体的代偿全部去掉。针刀治疗属于闭合性手术，而不是开放性手术，是在中医理论指导下所做的一类手术，除了保证临床疗效外，还要顾及不伤害或尽量少伤害人体正常组织（包括人体早已代偿的部分所谓的“病变组织”）。在临床实际的治疗中不妨把大的失衡结构先看作是人体代偿范围以内的正常结构，把目前的主诉当成小网眼进行治疗，这样，既不伤害过多的正常组织（包括已经代偿好的部分），也能四两拨千斤，起到意想不到的效果。也可以说，在临床寻找治疗点的时候，大部分不是附着点，而是挛缩、瘢痕的膜类组织（网眼）。粘连、挛缩、堵塞、瘢痕既是疾病的病理，也可以是人体的生理状态。同理，硬化、钙化、骨化既是病理，也可以是人体正常生命的过程。

所以，在框架理论的基础上，又在大框架里面加了很多立体层次的小框架（相连），这些小的框架并不在骨骼上附着，但是对大框架的正常结构和活动产生影响。例如治疗腰痛，临床诊断为腰椎间盘突出症，但是针刀往往只松解几个网眼，患者就能迅速缓解症状。

另外，框架结构以外，还可以把整个人体看做更大的框架，力的传导也可以当作是力平衡失调的一部分，这样能让我们更好地理解针刀软组织学。例如膝关节病变力的传动轴为腰－骶－髋－膝，网球肘为颈－胸－肩－肩胛冈－肘。大框架、小框架，加上动力传导装置，形成了一个立体的网状结构，其中网眼若受到损伤，则会在代偿过程中形成疾病。这个病理结构看不见、摸不着，仪器检查不出来，但又真实存在。

三、针刀治疗中的深浅问题

针刀医生在临床上都会碰到一个不可回避的问题：对同一种疾病，如腰椎间盘突出症，有的医生针刀刺入深，有的医生针刀刺入浅，但都有疗效，这是为什么呢？换句话说：在临床治疗都有效果的情况下，为什么有的医生扎得浅而有的针刀医生扎得深？是临床诊断不清楚吗？是患者体质不同吗？是年龄不同吗？还是病程长短不一？

针刀临床20余年，治疗了很多类似疾病，但与开始相比，针刀刺入得越来越浅，并不完全是担心刺入过深有危险、患者反应大，而是在天天做同样的事情，时间长了自然有比较，虽然越刺越浅，疗效却不降反升，这是一个由量变到质变的过程。

朱汉章教授说过："针刀的发展，是理论到实践，再理论再实践的过程。"实践是这样的，那么理论也要跟上。

我在临床治疗了大量的腰椎间盘突出症患者。记得十多年前，一个患者诊断为腰椎间盘突出症，因住院花费太大，遂到我诊所诊治。患者不能走路，被人抬来，腰痛不能转侧，影像学检查为L4～L5椎间盘突出。当时，我还没有系统学习《针刀医学原理》，只是知道针刀可以缓解疼痛，于是在腰部最疼的地方进行松解，当时患者就能下床走路。因患者就在诊所附近打工，随访十多年，竟未复发。

再举一例：某患者，影像学检查为L4～L5椎间盘突出，L5～S1椎间盘脱出。来诊时双手掐腰，被动体态，腰痛而不能弯。针刀治疗几次后，疼痛消失，能弯腰了，患者非常满意，但我心里还有一些隐忧。过了1年多，患者突然来诊，仍是手扶腰，并带来了影像学检查结果，上面显示L5～S1椎间盘脱出的髓核竟然回缩进去了，但 L4～L5 椎间盘突出仍在，遂针刀治疗 1 次（注意：仍是痛点的治疗），当时患者即感到轻松，至今未犯。

那么腰椎间盘突出症临床到底应该如何操作呢？上述两个病例已经证明，刺入得浅也能治深部疾病。疾病是综合性的结果，既有动态平衡失调，也有力平衡失调，而且这两个平衡互相代偿。

针刀医学四大基本理论，其中之一就是软组织损伤（动态平衡失调），另一个则是骨质增生病因学理论（力平衡失调）。软组织损伤是软组织的粘连、挛缩、堵塞、瘢痕，力平衡是内部应力发生代偿。我认为，应该先从动态平衡入手，改变内部的力平衡失代偿或重新代偿。

前面已经说过，人体的代偿不是针刀治疗的对象，失代偿才是需要调节的。但临床疾病千变万化，疑难重病仅仅调节失代偿不能解决所有问题，要调整动态平衡。这个调整是两个方面的意思：一是恢复动态平衡；一是打破原有的平衡，使患者重建一个平衡，来改变内应力的平衡。人一出生就一直在调整平衡（包括动态和力的平衡），人动会引起不平衡，人之静就是有秩序的动，人就是在动态（动态平衡）和静态（力平衡）之间互相转换。

腰椎间盘突出症有腿痛、腰痛的症状，需治疗腰部，如果没有腰痛，只有腿痛，还是要治疗腰部，且不一定刺入很深，这就是打破原有平衡，使患者重建平衡，通过影响力平衡来改善临床症状。这就是《针刀医学原理》教导我们的。

四、关于能量的聚集与释放

能量是什么？在人体是气，是电生理，是人体生命活动最基本的条件。能量在某一阶段、某一时期保持相对恒定。下面我们用具体案例来解释。

案例 1：某男，40 岁。落枕，右侧扭头障碍，疼痛 3 天。

针刀找制动点治疗，当时即能转头，几天后恢复常态。

分析：患者因为不正确姿势导致筋出槽，人体会给予更多的能量去修复，越修复越疼而制动，致能量聚集。针刀切开制动点，能量瞬间释放，再做活动，使筋进槽恢复动态平衡，再配合药物促进无菌性炎症的吸收，减轻临床反应。

按语：这是能量在一个部位的聚集和治疗后的释放，临床一些急性损伤，如闪腰、岔气、扭伤等，其发病原理和针刀治疗，基本上是用这个理论。

案例2：王某，男，71岁。脑梗死后遗症，左侧肢体瘫痪。

针刀治疗右侧相应穴位，左侧肢体出现反应并且恢复了一定功能，能走，能握物。

分析：脑血管疾病是常见病，大脑支配人体的两侧，但人体几十年的左右不平衡，最后导致左强右弱或右强左弱，能量最后强加给人体的一侧，针刀有目的地削弱一侧的能量，必然使对侧的能量得到加强。

按语：以左治右，其中一个原因就是释放了一侧的能量，补充了另外一侧的能量，这在针刀临床应用得较为广泛。例如面神经麻痹，拼命地治疗患侧，疗效不一定好，这时有没有人考虑健侧呢？这是《针刀医学原理》给我们的启示。

案例3：乔某，女，45岁。头晕2周，左侧太阳穴疼。

针刀治疗颈椎，疗效满意。

分析：患者久坐，因姿势不正确导致脑供血不足，经络不通，引发头疼、头晕。针刀治疗下面的颈椎，释放了颈椎的能量，补充了大脑的能量，缓解临床的症状。

按语：治下以治上。人体上下也是一个有机整体，某个地方堵塞，必使一方有症状，因此临床不能简单地考虑头疼治头、脚疼医脚。心脑血管疾病是现在临床上较为棘手的疾病，谁碰到都会感觉不轻松。我们为什么不换一种思路呢？从颈椎着手，打通心脏和大脑的必经通路，改善心脑供血，治下以治上，治上以治下。

案例4：路某，男，22岁。早晨胃灼热，胃胀，胃酸，厌油腻，便秘，以上症状持续两年。彩超：胃黏膜毛糙，胃腔内有残留液，胃肚脐下6cm，结肠胀气。诊断为浅表性糜烂性胃炎、胃下垂、结肠炎。

针刀治疗T7、T8、T9及L4、L5、S1，3次后患者临床治愈。

分析：人体前为阴、后为阳，针刀治疗打通了脊椎到内部脏腑的电生理线路，释放了脊柱的能量，补充脏腑的能量。

按语：这种治疗方法流传已久，临床治疗方式多种多样，有针灸、有埋线、有推拿等，但道理都是一样的。

案例5：吴某，男，37岁。双侧股骨头坏死，L4～L5椎间盘突出，不能直腰、不能抬腿1年。

针刀治疗髋关节及腰椎，3个月后临床治愈。1年后患者做影像学检查，L4～L5椎间盘膨出，没报告双侧股骨头坏死。

分析：缺血、坏死、缺钙等一系列临床病变都是因为微循环障碍，针刀治疗打通了微循环，使能量得到补充，缺血、缺钙的情况则得以好转。

按语：关节内外的能量聚集和释放，在临床上运用得非常广泛，特别是髋关节疾病，针刀治疗现在几乎是髋关节病变保守治疗的首选方法。

因此，能量聚集在一起，看似是保护，其实是破坏。针刀释放了患侧的能量，使对侧能量增加。如腰椎不仅仅是上下、前后的力，还有旋转的力，针刀破坏了患侧，释放了患侧多余的能量，则加强了健侧的修复力量，拉动了腰椎旋转，减轻椎间盘的内部力量，神经根脱离粘连，疾病得以康复。

五、正确把握“度”的问题

据调查，中医保守治疗疼痛疾病，有40%的问题不能得到妥当治疗，手术介入尚显牵强，针刀通过“顺势”“借力”“有度”治疗，往往临床取效甚佳，后期疗效亦佳。

（一）再谈腰椎间盘突出

朱汉章教授认为，“椎间盘突出的根本原因是神经根的粘连”，但神经根粘连之前是什么呢？我认为，旋转拧挤的压力是椎间盘突出的根本原因，针刀治疗可以解除这一压力，但临床治疗时要把握“度”，恰当治疗。我们可以把腰椎看成一个“地球”，找到支点撬动它，使它再度正常“旋转、滚动、转动”（上下、左右、前后，左上斜、左下斜、右上斜、右下斜），旋转力改变，粘连的解除只是时间问题。

这就是临床把握“度”的问题，要倡导审时度势，顺势而为；既看病，也看人；能浅勿深，能少勿多，宁缺毋滥。把人体的膜类组织比喻成山川河流的通道，修修补补很正常，但如果目的不明确，胡挖乱建，有时目的达到了，但长治久安就成大问题了。

所以说：如果正确理解针刀医学原理，扎什么都对。不懂针刀医学原理，扎什么都不对。

（二）针刀治疗腱鞘炎的启示

针刀治疗腱鞘炎，首先将腱鞘割开，让肌腱通过。切一下？切两下？多切几下？这是个问题。以松为度？松有什么标准？打麻药的“松”与不打麻药的“松”是否一样？为什么有的腱鞘炎治疗1次，有的需要治疗2次、3次，甚至多次？如果打麻药再治疗，腱鞘彻底松解开，保证一次解决问题。可是腱鞘松解开以后，功能谁去评判？就像某个运动员有骨质增生，治疗时去掉了增生物，结果又如何？

其次，腱鞘的问题不仅仅是局部的问题，还有一个牵扯、拉推的力量在里面。拉推有颈椎的问题，有劳损的问题，有长期左右力量不平衡的问题。所以针刀医学认为人有强大的自我修复能力，人有强大的平衡能力，同时，人还有强大的自我破坏能力。所以借针刀的刀割，自己推拉一下就好了。若人的平衡早已被破坏，针刀治疗几次效果都欠佳，那么就是自我破坏的能力降低了。就像一个挤在门口的猛兽，只要打开一个裂口，它就会夺门而出一样，人有这个能力。

第三，腱鞘炎是一个方向重复用力的结果。当针刀治疗之后，有没有人想过再去改变一下力的方向问题？哪怕稍微干预一下，疗效会不会改善得更加快？所以，在治疗腱鞘炎的时候，我往往还会在大拇指的根部、劳损点以外再找一个治疗点，在增生腱鞘松解不够的情况下，力向旁边挪一下，会加大人体自我破坏能力，彻底解决问题。打个比方，这个门小，在旁边敲一个洞，门被冲开的可能性就会大大增加。

《针刀医学原理》是恩师朱汉章教授的创世之作，里面的第四大理论，即“经络实质的理论”，讲解了电、能量、气、光磁热、信息、精神、能量等皆是物质，人体有14条电生理线路，宇宙、全息、统一等。虽然10年前曾经耳提面命，但是在以后的临床实践中才慢慢体会出每个字的真正意义。

第六章 融治本与“治未病”为一体

首先，针刀闭合性手术理论是一个理论，不仅仅是开放式手术的补充。从《内经》治未病的理论来讲，在未病先防和已病防变，先安未受邪之地以外，再增加一个未病先治。现在社会的养生保健已经不可能还原人真正的健康状态，应该破体以致用，紧紧抓住人体的内形和外形，里通外达，顾护真气，使病邪无处安身。为什么这样说呢？人体在成熟以后，就开始代偿了，代偿的过程中会产生各种各样的小毛病，没人会认为这是后来疾病的种子，任何保守治疗或其他疗法均有效。但是，如果认清这个种子是以后的祸患，不如在此刻就利用针刀干预，将种子扼杀在摇篮里，这就是“未病先治”“破体以致用”的精髓。

也就是说，针刀闭合性手术不仅是针刺有形的成分，还有对无形成分进行干预的作用，这种思维完全是中医的思维，跟手术的思维是完全不同的概念。人的大脑有两个半球，中医也有阴阳两方面，现在针刀医学将有形的部分做得非常好了，但无形部分，“阴”的部分却由于缺乏临床文献，有被忽略的情况。这里重提针刀医学原理闭合性手术理论和电生理线路理论就是要弄清楚针刀是干什么的，无形的东西怎么切？切多少？

第二，闭合性手术治疗的点、线、面、体，也不仅仅是现在临床医生所学习的具体位置，如骨面、浅筋膜、结缔组织、骨内、神经触击等，有很多点是力点、气点、膜类组织，是现代科学仪器不能够发现的点。例如太极拳，打的部位可能不能够具体说明，但力道的把握结合部位的把握——瞬间高度精确的位置和力度及时机才能制敌于死地。

第三，软组织包括全身内外，也就是说包括人体的五脏六腑，这一理论为今后针刀闭合性手术进入胸腔、腹腔奠定了坚实的理论基础。我在临床上试着将针刀疗法应用于甲状腺、前列腺，以及进入腹腔松解肝胆胃肠的系膜，获得了非常不错的临床疗效。还有更精细的解剖，如皮肤和肌肉之间的连接，既有纵向的，也有横向的，这是主要的流向，其他辐射性地向周围联系是次要的。纵向的腠理，这种闭合、开放、“度”的调节，是人体自我的调节，是电生理的一部分，但是如果皮肤和肌肉之间出现了纵向和横向的问题，出现了软组织损伤，必将影响皮肤和肌肉之间“气”的交换，出现种种症状，如皮疹、脱发、发热、皱纹等。此时用针刀切割、松解、剥离就可以改变这种状况，使皮肤和肌肉之间充满了活力。

第七章 引领未来医学的发展

伟大领袖毛主席说过“中医药是一个伟大的宝库”。中国的东西是好东西，改变现在从业人员的思路，带领中国人走上健康之路，用治病的新理念——“简、便、验、廉”，无疑会给世界一个惊喜。

针刀医学历经坎坷，朱汉章教授在有生之年，将全部心血奉献给了针刀。他曾预言针刀 50 年将会被医生全面接受，现在已经 40 年了，针刀医学的春天不远了。“中医走向世界，针刀最有希望”。

闭合性手术理论将许多手术变成了几乎无创、不留痕迹的手术；将大部分切割有形的病灶变成了“切无形”。软组织病因学理论将外在的软组织和内在的脏腑器官融为一体，为针刀进入内脏行闭合性手术奠定了扎实的理论基础。骨质增生理论将治疗疼痛变成了像治疗感冒发烧一样的小儿科。经络实质理论把中医的经络分成有形的神经血管和无形的狭义的经络，解开了千百年来关于“经络实质”的谜团。

从网状结构和网眼，我们知道了人体的开阖枢，小到细胞，大到人体，包括组织、器官、系统、整体，破体以致用，网眼对上了，问题解决了。

从治浅以治深的描述，我们知道了以动态平衡的恢复来改变力平衡失调，才能达到人体相对的稳定（以动态平衡为支点撬动力平衡）。

从能量的聚散，我们知道了人体的多变性和复杂性。有些症状会自我恢复，有些症状会加重病情。临床治疗的多变性和复杂性，释放能量、补充能量同时发生或紧接着发生，治左以治右，治上以治下，治外以治里。

从针刀治疗过程中“度”的把握，我们知道了针刀医学深刻的理论基础——经络、脏腑、三焦，升降浮沉，开阖枢、电气化，以及气、能量、电。

以上认识加强了针刀医学原理的内涵和外延，紧紧抓住针刀医学原理四大根本理论，临床灵活掌握，合理运用，穿插使用，弥补了西医对疾病重有形、轻无形的缺陷和中医外科失传的遗憾。

尾　声

2004年我参加朱汉章教授举办的培训班后，如醍醐灌顶，茅塞顿开，临床上更加得心应手。在随后召开的全国针刀医学学术交流年会上，发表多篇论文，屡屡获奖。恩师朱汉章教授，以博大的胸怀、高超的智慧、毕生的心血打造的针刀医学，不仅惠及了一个普通的医生，更加惠及了全世界热爱健康的人们。《针刀医学原理》——一部现代版的《黄帝内经》，也许若干年以后，会更加发挥它巨大的威力，为全人类的健康服务。

汉章教授有一句话常在我耳边回响：我可以将针刀申请专利，以后这个专利就能赚钱，但我不会，针刀是献给全人类的礼物，在针刀人的手里为全人类的健康服务。

每念及于此，我觉得有必要把授课教授培训班的笔记整理出来，以我的角度去读它、去理解它，虽然知道这只是沧海一粟，端出全部的知识也不能概括朱老师一二，但这二十几年针刀临床的风风雨雨，我遵从朱老师的“针刀为主，手法为辅，配合药物，器械辅助”的 16 字法则，临床治疗患者成千上万，有治好的，有没有治好的，无不感慨万千，深感诊病追源、治病求本的重要性，病来而治之，譬如渴而掘井，斗而铸锥，不亦晚乎？但临床上患者的思想总是急功近利，医生的手段总是滞后，这一矛盾是我总是在纠结的事情，针刀临床治病已经是很快了，但还是追不上患者急于缓解症状的心情，促使我学习的热情从未敢有丝毫的懈怠。

我发现针刀医学原理其中一个非常奥妙的道理，即“未病先治”，与其等患者来了我们被动地治疗，不如主动治疗。例如颈椎病最是常见，虽然患者没有什么不舒服，长期慢性损伤并不会引起颈椎长期的不适，因为颈椎自己强大的自我修复能力把这些慢性损伤都代偿了。但代偿不代表好，当有症状的时候，应该分析是不是与颈椎相关，如果相关就调整颈椎，调整颈椎的生理曲度，即使没有起多大的作用（形态学上的），但是，力量的改变，使颈椎很快进入代偿期，甚至走入更前面的代偿，这种主动出手，比被动看病当然要轻松许多。我常讲“做快乐针刀人”，就是要抓住患者的“因”进行治疗，患者不怎么痛苦，症状恢复得也快，并且好了以后，第一不容易复发，第二通过自己的修复，把颈椎的老化年龄又往前倒推了若干年，功莫大焉。

针刀医学还有一个理论，就是“破体以致用”，这个“体”并不是我们常见的体，是以前都被医学界忽略的人体的“膜”。这个膜非常大，平摊起来最少有一个足球场那么大，皮肤、肌间膜、肌腱膜、骨膜、筋膜、脏器的包膜、脏器的隔膜、脏腑组织器官系统包膜、全身组织的细胞膜……试想，人体从一个细胞变成一个人体，这层膜都是受精卵细胞膜发源而来，再怎样不同的作用，但都是“一”所生，都有密切不可分的联系。我们知道了这个联系，在全身形成了一个巨大的膜类系统，暂且叫“经络”，也可以称为“网状结构”，这张网大而无外，小而无内，互相牵扯，互相联系，牵一发而动全身，里面分布有神经、血管、淋巴。细胞就像是一个个的人或家庭，组织就像一个个城市，神经、血管就像山川河流。这张网在人体靠气来维系，年龄大了，气虚了，人萎缩了，软的变硬，硬的变脆，等气缩到只能维系心脏的搏动时，时间就不多了。在这个过程中，对于软组织的粘连、挛缩、堵塞、瘢痕，用小针刀适时介入，让网自由，不是很快乐的事情吗？老前辈说，不写书，一写就错。但是没有这个“瞎说”，就没有以后的学说或是理论。如果在科学的道路上，我成了一个垫脚石，也是荣幸之至。

我们常讲养生，是想健康地延续生命，但是长久的不平衡的力量导致人体旋转，就像陀螺，有时快，有时慢。在这个过程中，人体的亚健康状态是多么普遍啊！针刀就是要将这些代偿打掉，恢复人体的相对平衡，释放用于维持平衡的力量，那么人体将充满活力。

“路漫漫其修远兮，吾将上下而求索。”以上虽只是管中之见，但心系针刀事业的发展，抛砖引玉，希冀同仁同道共同为人类的健康事业贡献力量。记得在朱汉章教授驾鹤西去的第二年，在人民大会堂举办了朱汉章教授中医针刀学术思想研讨会，明确了针刀医学为中医所创，属于我们中国人对世界医学重大的贡献，当针刀医学站在世界之巅的时候，作为每一个中国人都是值得骄傲的。

因为我还很稚嫩，这些年一直埋头临床，写下几个不是问题的问题，以及我的思考。其实我还可以这样，一直到老，但是我发现我不能，我的眼里不能有沙子，我的身体不能有污垢，我的心里脑里不容许我那样，我会很难受。从我立志学医，就与针刀结下了不解之缘，开启了做一个明医的不归路，汉章精神鼓舞着我，要将一切妖魔鬼怪，打入地狱，还世界一个健康、明亮，我知道，这很难，但我更知道，我的周围，到处是我们的人，我不孤单。忆当年，当解开了一道繁杂的数学题，我高兴。现在，看到一个一个患者重新走上人生舞台，还有什么可以埋怨？人生，无非就是一碗饭，三尺床，不同的是，你留下了什么？

恩师驾鹤，吾辈当力，虽鹅卵碰石，吾辈不惜，百战百经，死而后已，精神永存，汉章当慰！

杨戈 2016 年 3 月 7 日春于郑州家中